FOOD & COOKING DATA

塩分を減らす食べ方がひと目でわかる

減塩のコツ早わかり

データ作成・指導 ● 牧野直子（管理栄養士、料理研究家）
　　　　　　　　　松田康子（女子栄養大学調理学研究室教授）

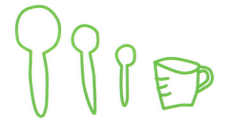

女子栄養大学出版部

目次 CONTENTS

減塩の基本 …… 4
この本の使い方 …… 10

調味料の塩分「使う量食べる量」…… 13

塩 …… 14
しょうゆ …… 16
　しょうゆ「使う量食べる量」を比べてみました …… 18
みそ …… 22
ソース …… 24
　ソース「使う量食べる量」を比べてみました …… 25
トマト加工調味料 …… 26
　ケチャップ「使う量食べる量」を比べてみました …… 27
焼き肉のたれ …… 28
　焼き肉のたれ「使う量食べる量」を比べてみました …… 28
めんつゆ …… 31
調味料の塩分カタログ …… 32

加工品と乾物、塩蔵品の塩分量 …… 37

加工品の塩分カタログ …… 38
　魚加工品 … 38　　肉加工品 … 44　　卵加工品・乳製品 … 46
　漬け物 … 47　　穀類 … 49　　菓子 … 52

乾物や塩蔵品の口に入る塩分量 …… 56

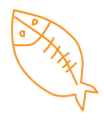

塩分量を減らす食べ方〈家庭料理編〉…… 61

つゆにつけて食べる（天ぷら）… 62　　つゆにつけて食べる（つけめん）… 63
汁めんを食べる（そば、うどん）… 64　　汁めんを食べる（ラーメン、冷やし中華）… 65
いため物を食べる（中国料理）… 66　　あんかけを食べる（中国料理）… 68
とり分けて食べる（中国料理）… 69

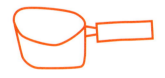

塩分量を減らす食べ方〈外食編〉…… 71

和食店で食べる … 72　　洋食店で食べる … 78
中国料理店で食べる … 84　　コンビニ弁当を食べる … 88
ファストフードを食べる … 90

外食メニューの塩分カタログ …… 92

適塩、減塩のおいしい料理の作り方 …… 99

煮物 … 100　　煮魚 … 108　　焼き魚 … 110　　塩もみ … 112　　サラダ … 114

減塩アイディア

① 知っていると便利　塩分１ｇ分カタログ …… 36
② 加工品の選び方、食べ方 …… 55
③ 献立組み合わせ名人になろう！…… 70
④ おいしいから実践できる減塩のくふう１０ …… 98
⑤ 汁物の塩分を減らすくふう …… 118

減塩のコツ早わかり　掲載データ一覧 …… 119

減塩の基本

塩分を減らすには、材料を計量し、「決まった割合の調味料」で味つけすることです

　食事をおいしくいただきながら、塩分を減らすのはなかなかむずかしいことです。やみくもに使う調味料を減らしたり、味をうすくしても長続きしません。理想は、無理せずに塩分を減らし、それをおいしく感じ、ふだんの食生活で続けられることです。

　私たちがおいしいと感じる塩味は、体液（約0.9％塩分）に近い味つけといわれます。調味は塩味が決まると甘味も酸味も決まります。

　では、そのちょうどよい塩分にするにはどうしたらいいかというと、まず、味をつける材料の量を計ります。そしてこの量に対して、うす味で、おいしく感じられる「決まった割合の調味料」を使えばよいのです。この調味料の割合を「調味パーセント」と言い、たくさん作っても少量作っても調味料の割合は同じです。

　「決まった割合の調味料」を調味に使うにはやはり計量が必須です。目分量では調味料を使いすぎて濃い味になったり、逆にもう少し使ってもいいのに足りなくてうすすぎたりします。計量は塩分を含む調味料だけでなく、砂糖やみりん、酢など塩分を含まない調味料も同様です。塩分を含まないからといって、多めに使えばその分、味のバランスをとるために塩分を含む調味料が必要になるからです。

　減塩や適塩をうたっているレシピなら特に、材料表どおりに計量をして作りましょう。そうすれば、ふだん自分が作っている食事との味の差などを体験することもでき、味つけを見直す必要があるかどうかもわかります。

　日本人の塩分摂取量は、健康維持のための目標となる男性7.5ｇ未満、女性6.5ｇ未満に対して、2～3ｇ多いのが現状です。これは計量スプーンの小さじ½～⅓に相当します。計ってみると、こんなに塩は使わない、と思われるかもしれませんが、私たちは塩分を塩以外の塩分を含む調味料や食品からもとっているのです。そう考えると、おいしく塩分を減らすには、計量して賢く減らさなくては、と思うのではないでしょうか。

　塩分を減らすコツは、まずは計量から。めんどうくさがらず、ぜひ習慣にし、おいしい適塩生活を送っていただきたいと思います。

牧野直子
まきのなおこ
管理栄養士／料理家

減塩の基本

1 まず、計量スプーンの大きさを確認しましょう

　計量スプーンの大きさ、わかりますか？　基本は「大さじ＝15㎖」「小さじ＝5㎖」ですが、市販されているものは、大さじ½や小さじ⅓、小さじ¼など、細分化された容量のスプーンもあります。また、商品によって形状が違い、見た目の大きさも違って見えます。

　まずは、自分がふだん使っている計量スプーンがどんな大きさか、確かめてみましょう。下の写真は、女子栄養大学で考案した標準計量スプーンです。実物大の写真で紹介しているので、自分が持っているスプーンと重ねてみれば、大きさがわかります。

大さじ＝15㎖
（実物大）

小さじ＝5㎖
（実物大）

ミニスプーン＝1㎖
（実物大）

減塩の基本

2 正しい計り方をマスターしましょう

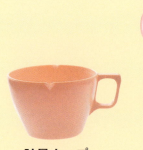
計量カップ
200㎖

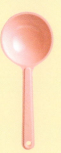
大さじ
15㎖

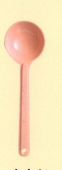
小さじ
5㎖

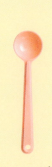
ミニスプーン
1㎖

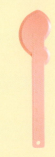
すり切り用へら
表面を平らにしたり、
½や⅓などに
計り分ける道具

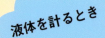
液体を計るとき

しょうゆや油など液状のものは、表面張力で液体が盛り上がるくらいに、内径を満たすように計ります。

カップで計る
　カップを平らなところに置き、表面が盛り上がるくらいまで液体を注ぎ入れる。½カップの場合は、カップの内側にある目盛りの100㎖の線まで注ぎ入れる。⅓カップは約70㎖まで、⅔カップは約140㎖のところまで注ぎ入れる。

**大さじ、小さじ、
ミニスプーンで計る**
　大さじ1、小さじ1、ミニスプーン1のときは、スプーンを水平に持ち、表面張力で表面が盛り上がるまで液体を注ぎ入れる。

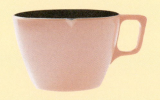

★ **½杯、¼杯などを計るとき**
　大さじ½、小さじ½、ミニスプーン½のときは、深さ⅔まで注ぎ入れると、ほぼ½の量になる（スプーンの底の部分がつぼんでいるので、深さの半分よりも心持ち多めに入れる）。

> 粉末を計るとき

小麦粉や砂糖、塩などの粉状のものは、ふんわりと盛って、すり切り用へらを使って計ります。

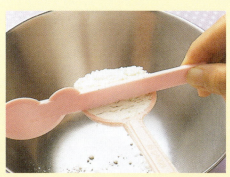

大さじ、小さじ、ミニスプーンで計る

大さじ１、小さじ１、ミニスプーン１を計るときは、まずふんわりと山盛りにすくい、すり切り用へらの柄の部分を垂直に立てて、端から平らにすり切る。

★ ½杯、¼杯などを計るとき

½杯を計るときは、１杯を計ってからすり切り用へらの曲線部分を真ん中に垂直に立てて、半分を払い除く。¼杯を計るときは、さらにその半分を同様にして払い除く。⅓杯、⅔杯は１杯の表面に目安の線をつけて不要な部分を払い除く。

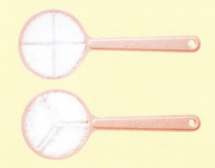

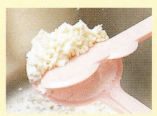
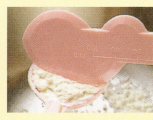

★よくない計り方の例

へらを寝かせてすり切ったり、何分の１かを払い落とすときに、大さじ、小さじのカーブに合わない曲線部分で払ったりすると正確に計れない。

減塩の基本

3 レシピ通りに作ってみて、"塩加減"の基本を味わってみましょう

　減塩したいからと、むやみに調味料を減らしては、味気ない料理になってしまい、続きません。塩分を減らして料理を作る前に、まずは基本の味つけで作ってみて、普通の塩加減を確かめましょう。塩加減の基本を舌で覚えておけば、その味を基本に、調味料を少し減らすだけでおいしく減塩できます。

基本的な塩加減0.8％塩分を舌で味わってみましょう

1人分塩分1.2gのみそ汁（0.8％塩分）の配合と作り方

材料（1人分）
具（ほうれん草……30g・油揚げ……10g）
だし……¾カップ
みそ……大さじ½

　だしを温め、ゆでて食べやすく切ったほうれん草、油抜きして短冊切りにした油揚げを加え、温まったら火を消してみそを加える。再び火にかけ、煮立つ直前で火を消す（煮立たせない）。

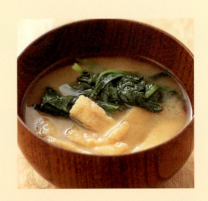

ポイント!!

減塩には、材料をすべて計りましょう

　計るのは調味料だけでなく、肉や魚、野菜などすべての食材を計りましょう。味つけは全体量に対してするので、調味料の量はそのままで、食材を増やすと味がうすくなってしまいます。
　また、塩分を含まない調味料も計ります。砂糖やみりん、酢などを増やせば、その分、塩分を含む調味料も多く必要になるからです。

> 減塩の基本

減塩のために、ミニスプーンをおすすめします

推薦者◎牧野直子

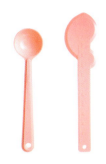

塩専用に使うミニスプーンと、それ以外の調味料で使うミニスプーンと、数本あると便利です。すり切り用へらとあわせてそろえましょう。

　減塩しながらおいしく食べるためには、細かい計量が必要になります。たとえば、塩1gですが、これは小さじ1/5（しっとりとした塩の場合）。なかなか計りづらいのですが、ミニスプーンは小さじ1/5に相当するので、ミニスプーン1杯が塩1gです。また、さらに少ない量の塩を計る場合でも、ミニスプーンに合うすり切り用へらがあるので、0.2～0.3gの塩でも計ることができるのです。塩は少量で、味をかなり左右するので、こうして細かく計れるミニスプーンとすり切り用へらはたいへん便利です。

　塩に限らず、料理のエネルギーを左右する調理油も少量を計ることができるので、最低限の使用量でおいしく、料理のエネルギーをコントロールすることも可能です。

　料理教室の生徒さんに紹介したところ、「少量まで計れて重宝します」、「塩用のスプーンとして使いたいので、もう1本ほしい」、「減塩調理に便利なので、友人にも紹介した」など大好評です。

【便利な'ミニスプーン'や'すり切り用へら'の購入方法】
紹介したミニスプーンやすり切り用へらなどの標準計量カップ・スプーンは、女子栄養大学で考案した商品です。いずれも代金引き換えで購入できます。

◎購入および問い合わせ先
女子栄養大学代理部・サムシング
電話 03-3949-9371　営業時間9時～17時（月～金）

この本の使い方

塩分を減らすにはなにをどうくふうしたらよいか、さまざまな視点から提案します。調味料の使う量食べる量、加工品の塩分量、乾物を水もどししたときの塩分変化、料理の食べ方で変わる塩分量、外食の選び方や食べ方、適塩、減塩の料理の作り方など、状況に応じた減塩の方法がわかります。

★「塩分」について

本書でいう「塩分」とは、調味料や加工品の製造時に添加される食塩由来の塩分と、食品そのものに含まれているナトリウムなどに由来する食塩相当量を合わせた数値です。

通常、食塩相当量は、「食塩相当量（g）＝ナトリウム量（mg）× 2.54 ÷ 1000」として算出されます。

★掲載データについて

本書に掲載の塩分やエネルギーのデータは、一般的な食品、料理のデータです。傾向をつかむための参考値としてとらえてください。

★吸塩量、吸塩率とは

材料が吸収した塩分と材料に付着している塩分の合計を「吸塩量」とし、加えた塩分に対する吸塩量の割合を「吸塩率」としています。

"実験してみました"の塩分量について

食材に適した方法で、電導度式のデジタル塩分計を使って口に入った塩分量を測定しました。

多め 少なめ の基準について

実験者が実際に使用、摂取した量を測定したものです。好みの量を「多め」、減塩を意識した量を「少なめ」と表記しています。適量を指標に「多め」「少なめ」としているわけではありません。

★参考資料

『日本食品標準成分表 2010』（文部科学省）
『調理のためのベーシックデータ　第5版』
『塩分早わかり　第4版』
『エネルギー早わかり　第4版』
月刊『栄養と料理』
（以上、女子栄養大学出版部）

※本書の内容は、上記資料を再構成、再編集したものです。

調味料の塩分「使う量食べる量」（16〜35ページ）

　塩やしょうゆ、みそ、ソース、ケチャップ、焼き肉のたれ、めんつゆなど、ふだん使っている調味料について、使う状況に合わせて大さじと小さじ、ミニスプーンと、計量スプーンの大きさごとに、それぞれ重量と塩分量を示しました。

　また、刺し身につけるしょうゆ、豚カツにかけるソースなど、ふだんなにげなく料理に使う調味料の量を実測して、どのくらい口に入るのか示しました。"少なめ"と"多め"と2パターン想定しているので、塩分を減らしたいときの指標になります。

加工品と乾物、塩蔵品の塩分量（38〜54、56〜60ページ）

★加工品の塩分カタログ（38〜54ページ）

　加工品は少量でも高塩分のものが多いため、減塩したいときには食べる量を控えめにしたいものです。魚や肉の加工品、漬け物、穀類、菓子など、塩分量を知っておきたい食品を紹介します。甘味やうま味があって塩けをそれほど感じないと思うものが、実は塩分量が多いこともあるので、注意しましょう。

大さじ、小さじのデータがあるので便利！

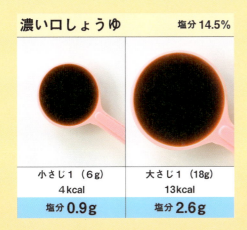

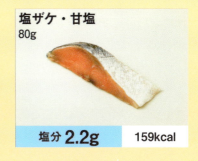

加工品の塩分量がひと目でわかる！

★乾物や塩蔵品の口に入る塩分量（56〜60ページ）

　乾物や塩蔵品は、脱水されたりして高塩分となりますが、そのまま食べるものではなく、実際は水もどしで塩分が抜けます。水もどししたさいにどのくらい塩分が抜けるか実測した値を紹介します。塩分制限がある場合は、水もどしで減る分を考慮すれば、賢く減塩できます。

★調味料の塩分カタログ（32〜35ページ）

　上記で紹介した調味料のほかに、塩分を含む調味料や市販の顆粒だしなど、知っておくと減塩に役立つデータを掲載しました。

塩分量を減らす食べ方
〈家庭料理編〉（62〜69ページ）

　天ぷらを天つゆにつけて食べるときやめんをつゆにつけて食べるときは、つゆのつけ方で口に入る塩分量が変わります。汁めんの場合は、汁をどのくらい飲むかで口に入る塩分量は変わります。それぞれ実測した結果を紹介します。

　中国料理の場合は、いため物なら、なべや皿に調味料が残ることがあり、使った調味料の塩分がすべて口に入るわけではありません。どのくらいなべや皿に調味料が残るのか、実測した結果を紹介します。

塩分コントロールのために
これだけ残しましょう

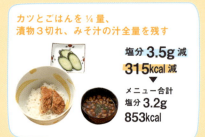

カツとごはんを¼量、漬物3切れ、みそ汁の汁全量を残す

塩分 **3.5g** 減
315kcal 減
▼
メニュー合計
塩分 **3.2g**
853kcal

減塩のために残したい量がひと目でわかる！

塩分を減らすには、少なめを意識します

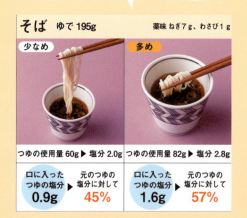

★外食メニューの塩分カタログ
（92〜97ページ）

　外食のなかでも、ビュッフェ形式の会食や、居酒屋での食事などは、いろいろな料理が並んでいて、なにをどう選んだらよいか悩みます。人気メニューを塩分の少ない順に並べました。塩分の多いメニュー、少ないメニューの傾向がわかります。

塩分量を減らす食べ方
〈外食編〉（72〜97ページ）

　外食は家庭料理に比べて塩分が多めです。しかし、塩分が多いからといって、どれもこれも残していては、外食の楽しみがなくなってしまいます。そこで、おなじみのメニューについて、塩分量の減らし方を提案します。メニューによっては塩分の減らし方が2パターンあるので、食べる選択肢が広がります。

適塩、減塩のおいしい料理の作り方（100〜117ページ）

　調理で使った塩や塩分は、すべて口に入るわけではありません。たとえば、煮物や煮魚では煮汁の分量によって、煮る時間によって、でき上がりの塩分量が変わることがあります。

　そこで、調理で加えた調味料の塩分に対して、でき上がりの料理の塩分量がどのくらいになるか調べ、吸塩量、吸塩率を算出しました。この結果をもとに、おいしさも考慮した適塩レシピ、より塩分を減らした減塩レシピを紹介します。

調味料の塩分「使う量食べる量」

使う状況に合わせて大さじと小さじ、ミニスプーンと、それぞれの量を示しました。また、なにげなく料理にかけたり、つけたりする調味料の量を実測して、減塩に役立つデータにまとめました。

データ作成・指導◎牧野直子（14~17、22~26、28、31~35ページ）、松田康子（18~21、25、27~30ページ）

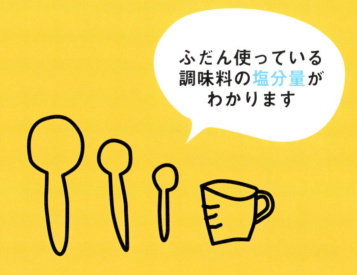

ふだん使っている調味料の塩分量がわかります

【おことわり】
● "実験してみました" のデータについて
　食材に適した方法で、電導度式のデジタル塩分計を使って口に入った調味料や塩分量を測定しました。

●「多め」「少なめ」の基準について
　実験者が実際に使用、摂取した量を測定したものです。好みの量を「多め」、減塩を意識した量を「少なめ」と表記しています。適量を指標に「多め」「少なめ」としているわけではありません。

調味料の塩分「使う量食べる量」 塩

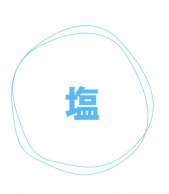

塩

種類や商品によって、粒子の大きさ、水分量により同じ容量でも重量が違います。また、ミネラル入りの塩やスパイス塩は風味や香味があり、食塩と比べて使用量が少なくても、もの足りなさを感じません。いずれにしても計って使う心がけを。

さらさらした塩　塩分99.1%

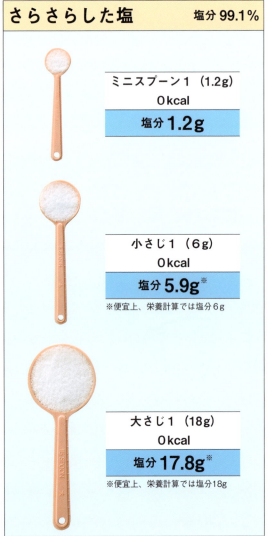

- ミニスプーン1（1.2g）
  0kcal
  塩分 1.2g

- 小さじ1（6g）
  0kcal
  塩分 5.9g※
  ※便宜上、栄養計算では塩分6g

- 大さじ1（18g）
  0kcal
  塩分 17.8g※
  ※便宜上、栄養計算では塩分18g

しっとりした塩　塩分96.5%

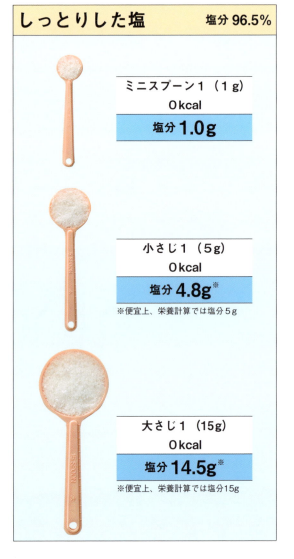

- ミニスプーン1（1g）
  0kcal
  塩分 1.0g

- 小さじ1（5g）
  0kcal
  塩分 4.8g※
  ※便宜上、栄養計算では塩分5g

- 大さじ1（15g）
  0kcal
  塩分 14.5g※
  ※便宜上、栄養計算では塩分15g

精製塩　塩分 99.1%

ミニスプーン1（1.2g）	小さじ1（6g）
0kcal	0kcal
塩分 1.2g	塩分 5.9g

岩塩　塩分 96.5%

ミニスプーン1（1.2g）	小さじ1（6g）
0kcal	0kcal
塩分 1.2g	塩分 5.8g

低ナトリウム塩　塩分 46.0%

ミニスプーン1（1.2g）	小さじ1（6g）
0kcal	0kcal
塩分 0.6g	塩分 2.8g

ごま塩　塩分 45.7%

ミニスプーン1（0.6g）	小さじ1（3g）
3kcal	15kcal
塩分 0.1g	塩分 0.5g

味付塩こしょう　塩分 66.0%

ミニスプーン1（0.9g）
1kcal
塩分 0.6g

column　塩少量（または塩少々）は何g？

「塩少量（または塩少々）」は親指と人差し指でつまんだ量で、しっとりした塩の場合0.5g前後が目安です。ただ、塩の乾燥度や精製度、つまむ指の太さなどで量が変わります。塩分制限があって減塩したいときは少量ではなく、計量スプーンできちんと計って使いましょう。

調味料の塩分「使う量食べる量」 しょうゆ

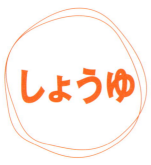

食卓で使うときは、直接かけずに小皿に出してつけて食べるほうが摂取量を抑えられます。最近は注ぎ口が細く、少量使いに便利な商品もありますので、活用するのもよいでしょう。また、1食にしょうゆ味のおかずが重ならないようにしましょう。

濃い口しょうゆ　塩分14.5%

小さじ1（6g）	大さじ1（18g）
4kcal	13kcal
塩分 0.9g	塩分 2.6g

うす口しょうゆ　塩分16.0%

小さじ1（6g）	大さじ1（18g）
3kcal	10kcal
塩分 1.0g	塩分 2.9g

再仕込みしょうゆ　塩分12.4%

小さじ1（6g）	大さじ1（18g）
6kcal	18kcal
塩分 0.7g	塩分 2.2g

白しょうゆ　塩分14.2%

小さじ1（6g）	大さじ1（18g）
5kcal	16kcal
塩分 0.9g	塩分 2.6g

たまりしょうゆ 塩分13.0%		減塩しょうゆ 塩分7.0%	
小さじ1（6g） 7kcal 塩分 **0.8g**	大さじ1（18g） 20kcal 塩分 **2.3g**	小さじ1（6g） 6kcal 塩分 **0.4g**	大さじ1（17g） 18kcal 塩分 **1.2g**

濃い口しょうゆ 小皿入り 塩分14.5%		だしわりしょうゆ 塩分8.0%	
少なめ 小さじ½（3g） 2kcal 塩分 **0.4g**	多め 小さじ1（6g） 4kcal 塩分 **0.9g**	小さじ1（5g） 4kcal 塩分 **0.4g**	大さじ1（16g） 10kcal 塩分 **1.3g**

 column

減塩しょうゆを使うときはほかの調味料も加減しましょう

　減塩を成功させるには、減塩しょうゆを活用するのも一案です。減塩しょうゆを使うさいは、だしをしっかりとる、香味野菜や香辛料を使って風味をよくすると減塩の味けなさをカバーできます。
　また煮物で砂糖などの甘味も加える場合は、減塩しょうゆで塩分を減らしたら、甘味も減らすとおいしく仕上がります。

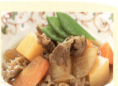

肉じゃがを減塩しょうゆで作るときは、砂糖を半分に減らすとおいしく仕上がります。

調味料の塩分「使う量食べる量」 しょうゆ

しょうゆ「使う量食べる量」を比べてみました

実験してみました

つけじょうゆ
（刺し身3切れ分）

しょうゆは14.5%塩分のものを使用

刺し身のつけじょうゆは少なめと多めを比較すると2〜3倍の差が出ました。わさびの有無を比べると、タイやイカではあまり変化がありませんでしたが、マグロではわさび入りのしょうゆにすると2倍ほど付着しました。

※参考資料：『調理のためのベーシックデータ 第5版』（女子栄養大学出版部）

マグロの刺し身　3切れ40g

	少なめ		多め	
	口に入ったしょうゆ	塩分	口に入ったしょうゆ	塩分
わさびなし	0.44g	0.06g	0.85g	0.12g
わさび入り	1.17g	0.17g	1.50g	0.22g

タイの刺し身　3切れ39g

	少なめ		多め	
	口に入ったしょうゆ	塩分	口に入ったしょうゆ	塩分
わさびなし	0.63g	0.09g	1.37g	0.20g
わさび入り	0.55g	0.08g	1.33g	0.19g

イカの刺し身　3切れ33g

	少なめ		多め	
	口に入ったしょうゆ	塩分	口に入ったしょうゆ	塩分
わさびなし	0.30g	0.04g	0.91g	0.13g
わさび入り	0.40g	0.06g	1.20g	0.17g

---

column　減塩お助けグッズ①

減塩味わい皿

硯（すずり）のような構造の小皿で、しょうゆをくぼみ部分に入れ、つけすぎた余分なしょうゆを傾斜で落とすことができます。

問い合わせ／舘林古琳庵窯
☎ 0955-42-3824
http://www.colin-an.co.jp

マグロの刺し身（3切れ40g）

口に入ったしょうゆ 約0.5g	塩分 約0.08g

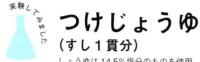

つけじょうゆ
（すし1貫分）

しょうゆは14.5%塩分のものを使用

ねた側にしょうゆをつけた場合、ゆでエビに最も多く付着しました。ゆでエビの表面積が大きいためと、ゆでてあるので付着しやすかったためと思われます。すし飯側や巻き物は、米粒とそのすき間にしょうゆがたっぷりとつきました。

※参考資料：『調理のためのベーシックデータ　第5版』（女子栄養大学出版部）

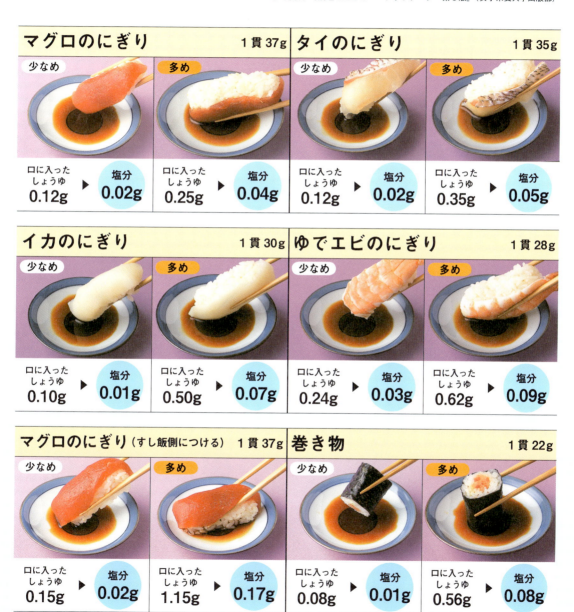

調味料の塩分「使う量食べる量」 しょうゆ

実験してみました

しょうゆ「使う量食べる量」を比べてみました

つけだれ
（シューマイ2個分、
ギョウザ1個分）

たれは容量比でしょうゆ：酢＝1：1に
調整した7.9％塩分のものを使用。

ギョウザは少なめと多めで6個食べると約1gの塩分量の差が出る計算になるため、注意が必要です。シューマイでも5倍のたれの量の差が出る計算になりますが、1個が小ぶりなので付着する量としてはわずかでした。

※参考資料：『調理のためのベーシックデータ　第5版』（女子栄養大学出版部）

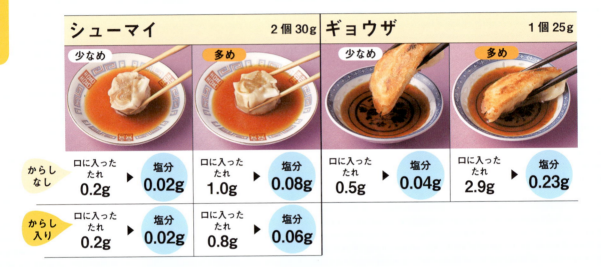

		シューマイ 2個30g			ギョウザ 1個25g		
		少なめ	多め		少なめ	多め	
からしなし	口に入ったたれ	0.2g	1.0g		0.5g	2.9g	
	塩分	0.02g	0.08g		0.04g	0.23g	
からし入り	口に入ったたれ	0.2g	0.8g				
	塩分	0.02g	0.06g				

---

column

減塩お助けグッズ②
しょうゆいろいろ

　減塩しょうゆやだししょうゆの種類はさまざま。通常のものよりも塩分が½～⅔に抑えられ、もの足りなさを補うために、香味やこんぶ、カツオなどのうま味をきかせたものもあります。
※左記の塩分％は100gあたりの塩分量（g）の値です。

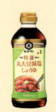
キッコーマン
特選丸大豆減塩
しょうゆ
（キッコーマン食品）
塩分 7.8％

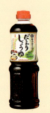
だしわりしょうゆ
（日清オイリオグループ）
塩分 8.0％

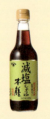
減塩しょうゆ
本膳
（ヒゲタ醤油）
塩分 7.5％

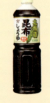
ヤマサ北海道昆布しょうゆ塩分カット1Lパック
（ヤマサ醤油）
塩分 8.0％

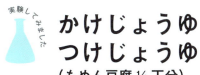

かけじょうゆ つけじょうゆ
（もめん豆腐 ¼丁分）

しょうゆは14.5%塩分のものを使用

かけた場合と、つけた場合を比べると、薬味ありの場合は薬味にしょうゆがからむためか、あまり差が見られませんでした。それに対して薬味なしでは差が大きくなり、かけるほうが口に入る量がたいぶ少ないおもしろい結果になりました。

※参考資料：『調理のためのベーシックデータ　第5版』（女子栄養大学出版部）

かけじょうゆ

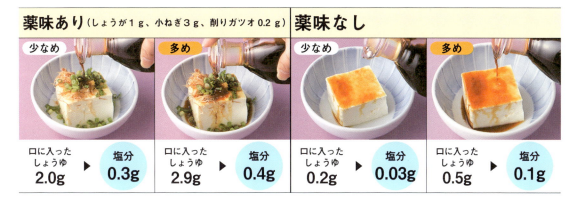

つけじょうゆ

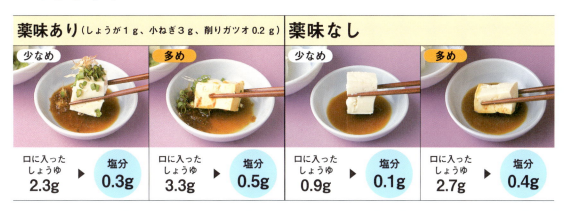

調味料の塩分「使う量食べる量」みそ

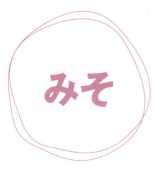

商品によって塩分量が違うので、栄養表示をかならず見るようにしましょう。健康を配慮したみそ汁は0.8％塩分。1人分だし¾カップ、淡色辛みそ大さじ½（塩分12.4％のみそ約10g）で作った場合です。減塩を心がけるなら、だしもみそも計量するようにしましょう。

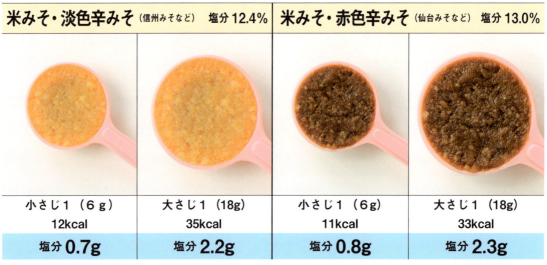

米みそ・淡色辛みそ（信州みそなど）　塩分12.4％
- 小さじ1（6g）　12kcal　塩分0.7g
- 大さじ1（18g）　35kcal　塩分2.2g

米みそ・赤色辛みそ（仙台みそなど）　塩分13.0％
- 小さじ1（6g）　11kcal　塩分0.8g
- 大さじ1（18g）　33kcal　塩分2.3g

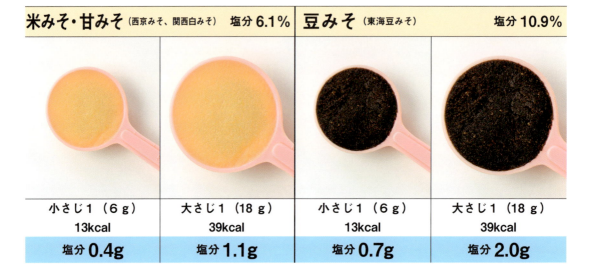

米みそ・甘みそ（西京みそ、関西白みそ）　塩分6.1％
- 小さじ1（6g）　13kcal　塩分0.4g
- 大さじ1（18g）　39kcal　塩分1.1g

豆みそ（東海豆みそ）　塩分10.9％
- 小さじ1（6g）　13kcal　塩分0.7g
- 大さじ1（18g）　39kcal　塩分2.0g

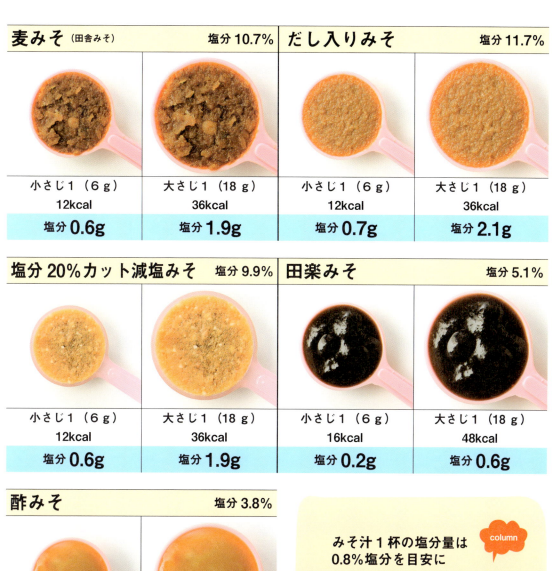

麦みそ（田舎みそ）	塩分 10.7%	だし入りみそ	塩分 11.7%
小さじ1（6g） 12kcal 塩分 0.6g	大さじ1（18g） 36kcal 塩分 1.9g	小さじ1（6g） 12kcal 塩分 0.7g	大さじ1（18g） 36kcal 塩分 2.1g

塩分20％カット減塩みそ	塩分 9.9%	田楽みそ	塩分 5.1%
小さじ1（6g） 12kcal 塩分 0.6g	大さじ1（18g） 36kcal 塩分 1.9g	小さじ1（6g） 16kcal 塩分 0.2g	大さじ1（18g） 48kcal 塩分 0.6g

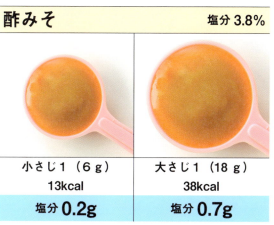

酢みそ	塩分 3.8%
小さじ1（6g） 13kcal 塩分 0.2g	大さじ1（18g） 38kcal 塩分 0.7g

column
みそ汁1杯の塩分量は0.8％塩分を目安に

22ページの米みそ・淡色辛みそを大さじ½を使うと、みそ汁1杯の塩分は1.2ｇ、0.8％塩分になります。ふだん食べているみその塩分濃度を把握して、みそ汁の仕上がりが0.8％塩分になるように調整しましょう。

調味料の塩分「使う量食べる量」ソース

ソース

しょうゆ同様、料理に直接かけずに小皿に出してつけて食べるほうが摂取量を抑えられます。外食時は料理の味をみてから、使うようにしましょう。同量のしょうゆと比べて塩分量は半分なので、料理によってしょうゆの代わりにソースを選ぶのも減塩の一助に。

ウスターソース 塩分8.4%		中濃ソース 塩分5.8%	
小さじ1（6g） 7kcal	大さじ1（18g） 21kcal	小さじ1（6g） 8kcal	大さじ1（18g） 24kcal
塩分 0.5g	塩分 1.5g	塩分 0.4g	塩分 1.1g

豚カツ（濃厚）ソース 塩分5.6%		減塩中濃ソース 塩分2.4%	
小さじ1（6g） 8kcal	大さじ1（18g） 24kcal	小さじ1（6g） 4kcal	大さじ1（17g） 13kcal
塩分 0.3g	塩分 1.0g	塩分 0.2g	塩分 0.4g

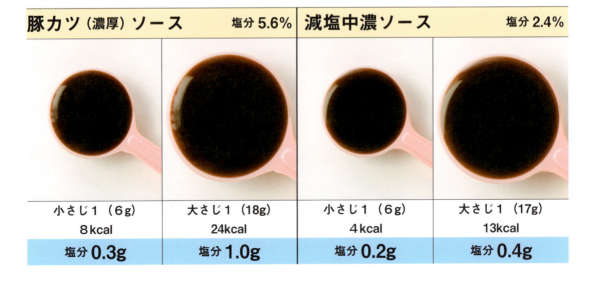

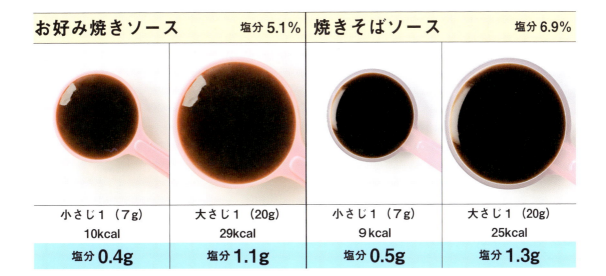

お好み焼きソース 塩分5.1%		焼きそばソース 塩分6.9%	
小さじ1（7g） 10kcal	大さじ1（20g） 29kcal	小さじ1（7g） 9kcal	大さじ1（20g） 25kcal
塩分 0.4g	塩分 1.1g	塩分 0.5g	塩分 1.3g

実験してみました

ソース「使う量食べる量」を比べてみました

ソースをかける
（豚カツとせん切りキャベツ）

ソースは5.6%塩分のものを使用

豚カツとつけ合わせのキャベツにかける豚カツ（濃厚）ソースは、少なめと多めで明瞭な差が出ました。レモン汁をかけたり、からしをつけるようにしてソースの量を減らしましょう。

※参考資料：『調理のためのベーシックデータ　第5版』（女子栄養大学出版部）

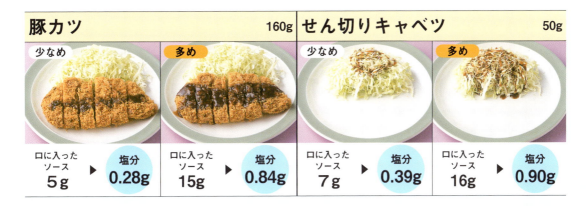

豚カツ 160g		せん切りキャベツ 50g	
少なめ	多め	少なめ	多め
口に入ったソース 5g → 塩分 0.28g	口に入ったソース 15g → 塩分 0.84g	口に入ったソース 7g → 塩分 0.39g	口に入ったソース 16g → 塩分 0.90g

調味料の塩分「使う量食べる量」 トマト加工調味料

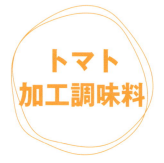
トマト加工調味料

料理に「かける」より「つける」ほうが使用量は少なくてすみます。トマトケチャップの場合、同量のソースと比べて塩分量は半分なので、料理によってトマトケチャップを選ぶことで減塩になります。

トマトケチャップ　塩分3.3%

- 小さじ1（5g）　6kcal　塩分 0.2g
- 大さじ1（15g）　18kcal　塩分 0.5g

トマトソース　塩分1.4%

- 小さじ1（6g）　3kcal　塩分 微量
- 大さじ1（18g）　8kcal　塩分 0.1g

トマトペースト　塩分0.5%

- 小さじ1（6g）　5kcal　塩分 微量
- 大さじ1（18g）　16kcal　塩分 微量

チリソース　塩分3.0%

- 小さじ1（7g）　8kcal　塩分 0.2g
- 大さじ1（21g）　24kcal　塩分 0.6g

ケチャップ「使う量食べる量」を比べてみました

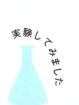
実験してみました

トマトケチャップをかける・つける
（フランクフルト、アメリカンドッグなど）

トマトケチャップは3.3％塩分のものを使用

トマトケチャップは甘味が強く、塩辛く感じないため、塩分を気にせずたっぷり使ってしまうことが多いようです。しかもかける料理の表面積が大きければ大きいほど使う量も多くなる傾向があります。大さじ1あたり塩分0.5ｇあるので、かけすぎないように注意しましょう。

※参考資料：『調理のためのベーシックデータ　第5版』（女子栄養大学出版部）

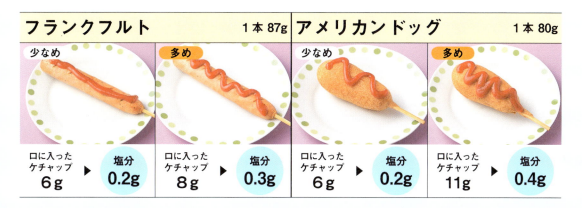

| フランクフルト | 1本87g | アメリカンドッグ | 1本80g |

少なめ：口に入ったケチャップ 6g → 塩分 0.2g
多め：口に入ったケチャップ 8g → 塩分 0.3g
少なめ：口に入ったケチャップ 6g → 塩分 0.2g
多め：口に入ったケチャップ 11g → 塩分 0.4g

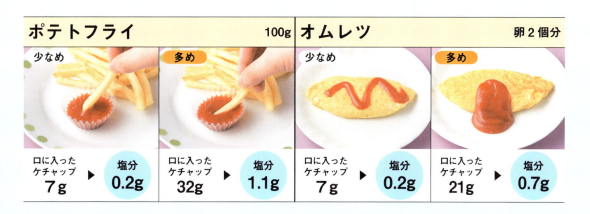

| ポテトフライ | 100g | オムレツ | 卵2個分 |

少なめ：口に入ったケチャップ 7g → 塩分 0.2g
多め：口に入ったケチャップ 32g → 塩分 1.1g
少なめ：口に入ったケチャップ 7g → 塩分 0.2g
多め：口に入ったケチャップ 21g → 塩分 0.7g

調味料の塩分「使う量食べる量」 焼き肉のたれ

焼き肉のたれ

減塩のためにはたれを計量してから皿に入れ、食べている途中でつぎ足さないようにしましょう。また、焼いてからいったん皿にとって食べるようにすると、肉汁といっしょにたれも落ちて減塩につながります。

焼き肉のたれ（甘口） 塩分5.3%

小さじ1（6g）	大さじ1（17g）
7kcal	21kcal
塩分 0.3g	塩分 0.9g

焼き肉のたれ（辛口） 塩分5.6%

小さじ1（6g）	大さじ1（17g）
8kcal	22kcal
塩分 0.3g	塩分 0.9g

実験してみました

焼き肉のたれ「使う量食べる量」を比べてみました

つけだれ（レモン塩、牛タン1枚分）
塩分量は皿に残ったたれの塩分から換算
牛タン 生14g→加熱後12g

多めにつけた場合は、ねぎを加えたほうが、塩だれがねぎにからみ、口に入る塩分量が多くなりました。
※参考資料：『調理のためのベーシックデータ 第5版』（女子栄養大学出版部）

塩だれ（ねぎなし） レモン汁5g＋塩0.5g

少なめ	多め
口に入ったたれ 0.1g → 塩分 0.02g	口に入ったたれ 0.25g → 塩分 0.04g

塩だれ（ねぎあり） レモン汁5g＋塩0.5g＋ねぎのみじん切り3g

少なめ	多め
口に入ったたれ 0.5g → 塩分 0.02g	口に入ったたれ 2.0g → 塩分 0.08g

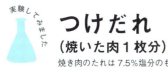

つけだれ
（焼いた肉1枚分）

焼き肉のたれは 7.5％塩分のもの 15g 使用
塩分量は皿に残ったたれの塩分から換算

牛ロースは表面積が大きいためか、カルビよりもつけたたれが多くからみました。ホルモンは表面がつるつるしているためか、肉よりもからみませんでした。豚ロースは焼くと表面が波打った状態になるので、多くたれがからむようです。

※参考資料：『調理のためのベーシックデータ 第5版』（女子栄養大学出版部）

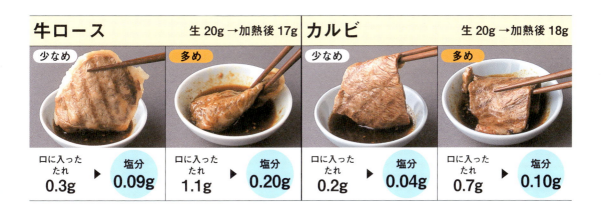

| 牛ロース | 生20g →加熱後17g | カルビ | 生20g →加熱後18g |

| 少なめ | 多め | 少なめ | 多め |
| 口に入ったたれ 0.3g ▶ 塩分 0.09g | 口に入ったたれ 1.1g ▶ 塩分 0.20g | 口に入ったたれ 0.2g ▶ 塩分 0.04g | 口に入ったたれ 0.7g ▶ 塩分 0.10g |

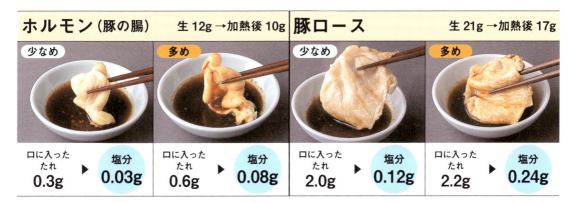

| ホルモン（豚の腸） 生12g →加熱後10g | 豚ロース 生21g →加熱後17g |

| 少なめ | 多め | 少なめ | 多め |
| 口に入ったたれ 0.3g ▶ 塩分 0.03g | 口に入ったたれ 0.6g ▶ 塩分 0.08g | 口に入ったたれ 2.0g ▶ 塩分 0.12g | 口に入ったたれ 2.2g ▶ 塩分 0.24g |

column　たれを浸けてから焼いた場合は

焼き肉のたれに肉やホルモンを浸けてから焼いた場合、口に入る塩分量は、牛ロースやカルビよりもホルモンのほうが少なくなりました。ホルモンは表面がつるっとしていて、たれがからみにくいためと、焼く時間がホルモンのほうが長く、その分ホットプレートに落ちるたれの量が多くなるからだと考えられます。

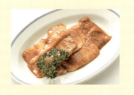

調味料の塩分「使う量食べる量」 焼き肉のたれ

実験してみました

焼き肉のたれ「使う量食べる量」を比べてみました

つけだれ
（焼いた野菜1切れ分）

焼き肉のたれは7.5％塩分のもの15g使用
塩分量は皿に残ったたれの塩分から換算

塩分は、皿に残ったたれの塩分濃度から算出しています。野菜の水分がたれに落ちるため、残ったたれの塩分濃度は、たれを少なめにつけるとうすまり、多めにつけると濃くなるようです。野菜の水分が落ちてたれの量が増えているため、実際に口に入るたれの量は、下記の数値よりも多いのではないかと考えられます。

※参考資料：『調理のためのベーシックデータ 第5版』（女子栄養大学出版部）

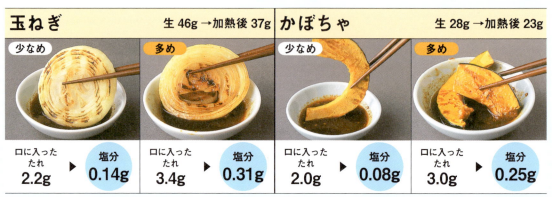

玉ねぎ　生46g→加熱後37g
- 少なめ：口に入ったたれ 2.2g ▶ 塩分 0.14g
- 多め：口に入ったたれ 3.4g ▶ 塩分 0.31g

かぼちゃ　生28g→加熱後23g
- 少なめ：口に入ったたれ 2.0g ▶ 塩分 0.08g
- 多め：口に入ったたれ 3.0g ▶ 塩分 0.25g

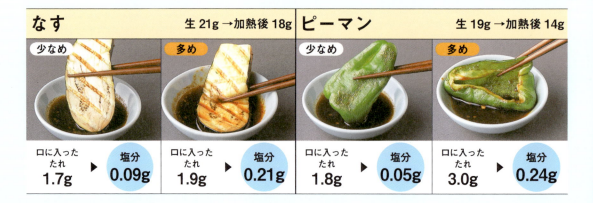

なす　生21g→加熱後18g
- 少なめ：口に入ったたれ 1.7g ▶ 塩分 0.09g
- 多め：口に入ったたれ 1.9g ▶ 塩分 0.21g

ピーマン　生19g→加熱後14g
- 少なめ：口に入ったたれ 1.8g ▶ 塩分 0.05g
- 多め：口に入ったたれ 3.0g ▶ 塩分 0.24g

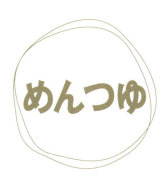

めんつゆ

市販のめんつゆは規定通りの使用量で希釈すると塩分約3％となり、塩分多めです。料理によりますが、濃縮タイプのめんつゆは水の代わりにだしで希釈すると、うま味が加わるので、めんつゆの使用量を控えられ、減塩につながります。

めんつゆ　ストレート　塩分3.3%

小さじ1（5g）	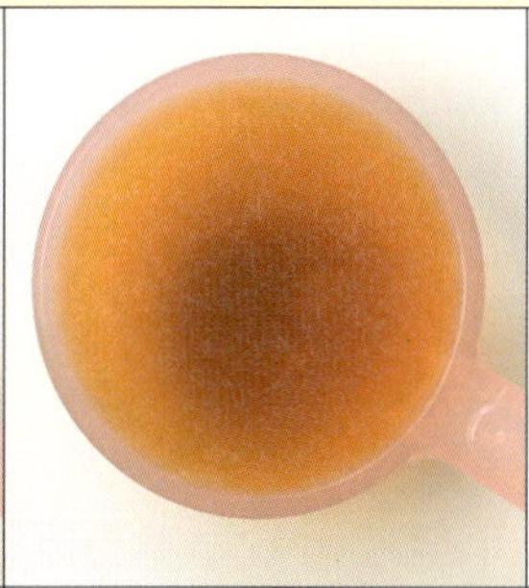 大さじ1（16g）	つけめん1食分（½カップ、102g）	汁めん1食分（めんつゆ¾カップ＋水¾カップ）
2kcal	7kcal	45kcal	67kcal
塩分0.2g	塩分0.5g	塩分3.4g	塩分5.1g

めんつゆ　2倍濃縮　塩分5.0%

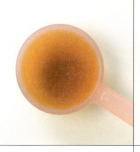 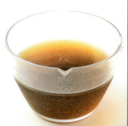

大さじ1（17g）	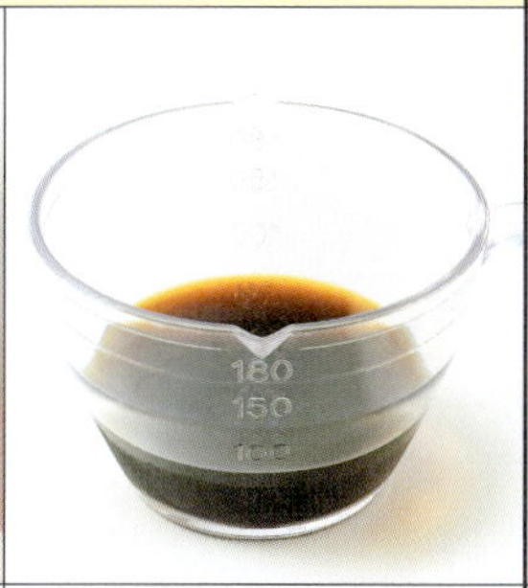 つけめん1食分（¼カップ、56g）
12kcal	40kcal
塩分0.8g	塩分2.8g

めんつゆ　3倍濃縮　塩分9.9%

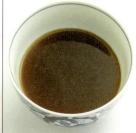 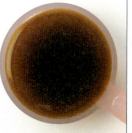

大さじ1（17g）	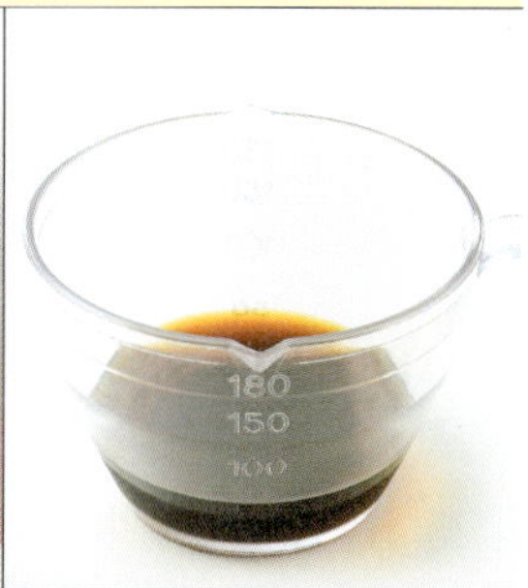 つけめん1食分（⅙カップ、37g）
17kcal	36kcal
塩分1.7g	塩分3.7g

調味料の塩分カタログ

※参考資料:『塩分早わかり 第4版』『エネルギー早わかり 第4版』(ともに女子栄養大学出版部)

マヨネーズ・ドレッシング・油

エネルギーも高いので目分量で使うのではなく、計って使いましょう。

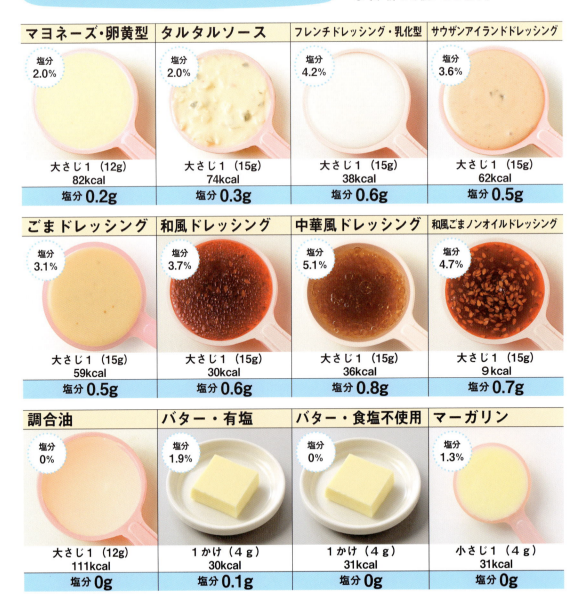

品名	塩分	分量	エネルギー	塩分量
マヨネーズ・卵黄型	2.0%	大さじ1 (12g)	82kcal	0.2g
タルタルソース	2.0%	大さじ1 (15g)	74kcal	0.3g
フレンチドレッシング・乳化型	4.2%	大さじ1 (15g)	38kcal	0.6g
サウザンアイランドドレッシング	3.6%	大さじ1 (15g)	62kcal	0.5g
ごまドレッシング	3.1%	大さじ1 (15g)	59kcal	0.5g
和風ドレッシング	3.7%	大さじ1 (15g)	30kcal	0.6g
中華風ドレッシング	5.1%	大さじ1 (15g)	36kcal	0.8g
和風ごまノンオイルドレッシング	4.7%	大さじ1 (15g)	9kcal	0.7g
調合油	0%	大さじ1 (12g)	111kcal	0g
バター・有塩	1.9%	1かけ (4g)	30kcal	0.1g
バター・食塩不使用	0%	1かけ (4g)	31kcal	0g
マーガリン	1.3%	小さじ1 (4g)	31kcal	0g

中国・韓国・エスニック調味料

塩分量はみそやしょうゆとほぼ同じです。かならず計って使うこと。

XO醤
塩分 7.4%
小さじ1（5g）
17kcal
塩分 0.4g

オイスターソース
塩分 11.4%
小さじ1（6g）
6kcal
塩分 0.7g

コチュ醤
塩分 7.1%
小さじ1（7g）
18kcal
塩分 0.5g

沙茶醤
塩分 1.2%
小さじ1（5g）
33kcal
塩分 0.1g

芝麻醤
塩分 0.2%
小さじ1（6g）
39kcal
塩分 0g

甜麺醤
塩分 5.6%
小さじ1（7g）
19kcal
塩分 0.4g

ナンプラー
塩分 21.0%
小さじ1（6g）
4kcal
塩分 1.3g

ヌクマム
塩分 19.5%
小さじ1（7g）
6kcal
塩分 1.4g

花椒塩
塩分 63.5%
小さじ1（3g）
4kcal
塩分 1.9g

豆板醤
塩分 17.8%
小さじ1（7g）
4kcal
塩分 1.2g

豆豉
塩分 16.8%
小さじ1（4g）
12kcal
塩分 0.7g

ラー油
塩分 0%
ミニスプーン1（0.8g）
7kcal
塩分 0g

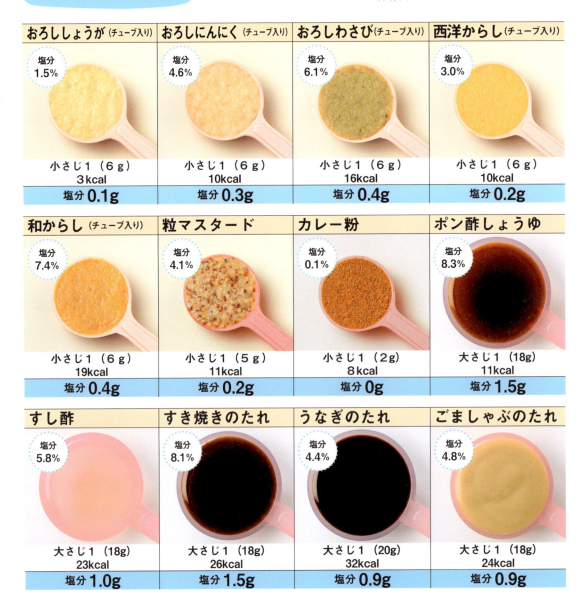

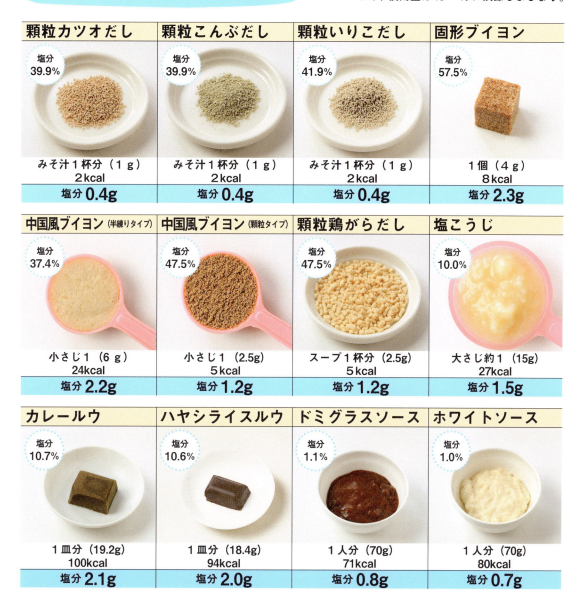

減塩アイディア ①

知っていると便利
塩分1g分カタログ

よく使う調味料の塩分1g分の量を知っておくと、使うときに塩分量を意識できて減塩に役立ちます。

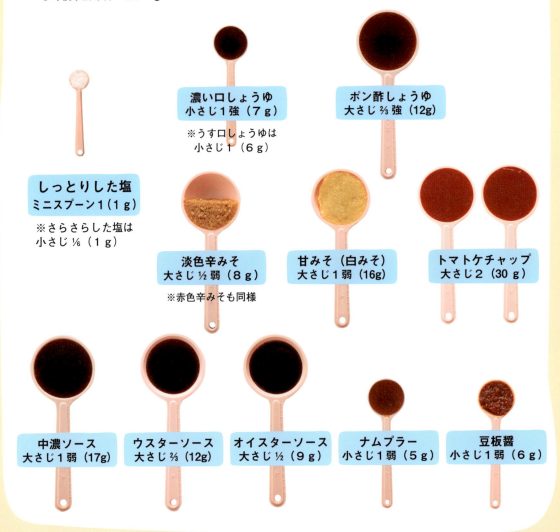

加工品と乾物、塩蔵品の塩分量

加工品は少量でも高塩分のものが多いため、減塩したいときには食べる量を控えめに。
乾物や塩蔵品は、脱水されたりして高塩分となりますが、
水もどしすると塩分が抜けるため、その分も考慮すれば、賢く減塩できます。
データ作成・指導◎牧野直子（38~55ページ）、松田康子（56~60ページ）

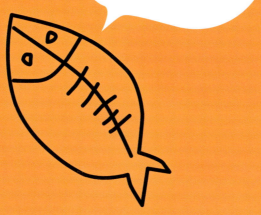

塩分量の多い加工品を覚えて、食べる量に注意しましょう

加工品と乾物、塩蔵品の塩分量

加工品の塩分カタログ

加工品の塩分カタログ

※参考資料:『塩分早わかり 第4版』
『エネルギー早わかり 第4版』
(ともに女子栄養大学出版部)

魚加工品(干物、薫製、酢漬け) 魚の種類、加工方法で塩分量が違います。

マアジ・開き干し 130g(正味85g) 塩分 **1.4g** 143kcal	アジ・みりん干し 100g 塩分 **1.7g** 168kcal	塩ザケ・甘塩 80g 塩分 **2.2g** 159kcal
スモークサーモン 3枚 20g 塩分 **0.8g** 32kcal	マイワシ・丸干し 3尾 120g(正味102g) 塩分 **3.9g** 197kcal	シラス干し 大さじ1½(10g) 塩分 **0.4g** 11kcal
ちりめんじゃこ 大さじ2(10g) 塩分 **0.7g** 21kcal	サバ・塩サバ 半身150g 塩分 **2.7g** 437kcal	サンマ・開き干し 100g(正味70g) 塩分 **0.9g** 183kcal
シシャモ・生干し 3尾 45g 塩分 **0.7g** 80kcal	ホッケ・開き干し 310g(正味202g) 塩分 **3.5g** 356kcal	しめサバ 半身120g 塩分 **2.0g** 407kcal

魚加工品（缶詰め）

食べるなら甘口、甘塩を選び、塩分量は1食0.5gを目安に。

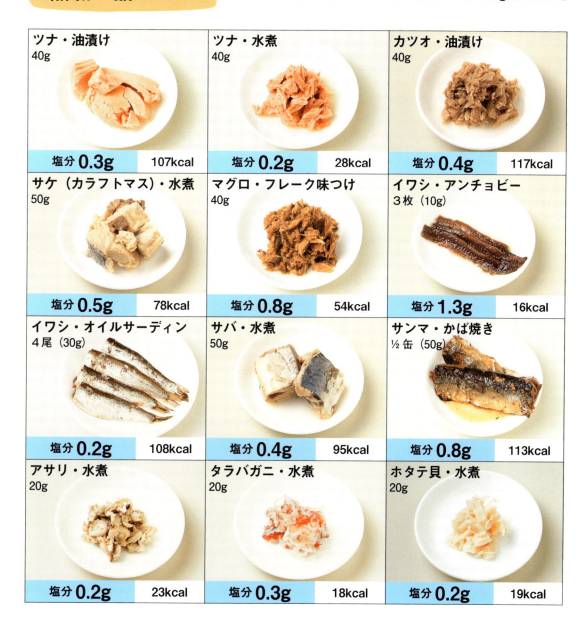

ツナ・油漬け 40g 塩分 0.3g　107kcal	ツナ・水煮 40g 塩分 0.2g　28kcal	カツオ・油漬け 40g 塩分 0.4g　117kcal
サケ（カラフトマス）・水煮 50g 塩分 0.5g　78kcal	マグロ・フレーク味つけ 40g 塩分 0.8g　54kcal	イワシ・アンチョビー 3枚（10g） 塩分 1.3g　16kcal
イワシ・オイルサーディン 4尾（30g） 塩分 0.2g　108kcal	サバ・水煮 50g 塩分 0.4g　95kcal	サンマ・かば焼き ½缶（50g） 塩分 0.8g　113kcal
アサリ・水煮 20g 塩分 0.2g　23kcal	タラバガニ・水煮 20g 塩分 0.3g　18kcal	ホタテ貝・水煮 20g 塩分 0.2g　19kcal

加工品と乾物、塩蔵品の塩分量

加工品の塩分カタログ

魚加工品（練り製品）　煮込むと煮汁に塩分がとけ出して50〜60%減ります。

イワシ・つみれ 1個（35g）	塩分 0.5g	40kcal
さつま揚げ・小判 1枚（30g）	塩分 0.6g	42kcal
ごぼう巻き 1本（30g）	塩分 0.5g	38kcal
すじ 1切れ（20g）	塩分 0.4g	24kcal
伊達巻 1切れ（30g）	塩分 0.3g	59kcal
鳴門巻き 3枚（20g）	塩分 0.4g	16kcal
はんぺん 1枚（100g）	塩分 1.5g	94kcal
焼きちくわ 1本（30g）	塩分 0.6g	36kcal
カニ風味かまぼこ 1本（15g）	塩分 0.3g	14kcal
かまぼこ 1.5cm厚さ2切れ（25g）	塩分 0.6g	24kcal
笹かまぼこ 1枚（25g）	塩分 0.8g	40kcal
チーズ入りかまぼこ 1本（40g）	塩分 0.8g	46kcal

魚加工品（魚卵、塩辛）

甘口、甘塩を選び、塩分量は1食0.5gまでを目安に。

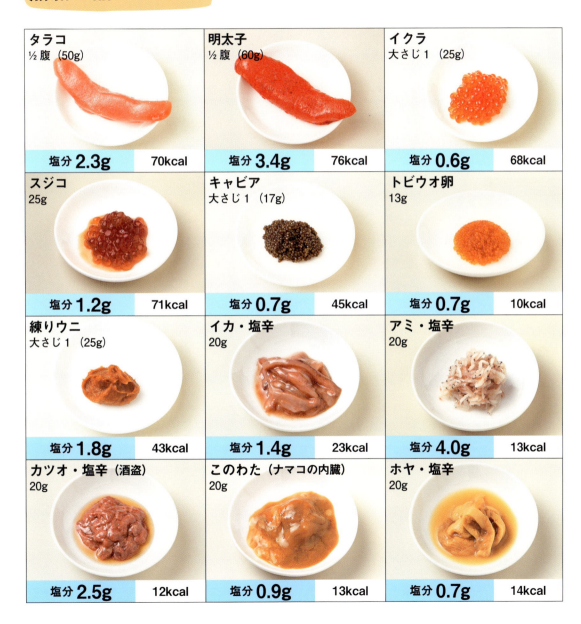

品名	分量	塩分	カロリー
タラコ	½腹（50g）	2.3g	70kcal
明太子	½腹（60g）	3.4g	76kcal
イクラ	大さじ1（25g）	0.6g	68kcal
スジコ	25g	1.2g	71kcal
キャビア	大さじ1（17g）	0.7g	45kcal
トビウオ卵	13g	0.7g	10kcal
練りウニ	大さじ1（25g）	1.8g	43kcal
イカ・塩辛	20g	1.4g	23kcal
アミ・塩辛	20g	4.0g	13kcal
カツオ・塩辛（酒盗）	20g	2.5g	12kcal
このわた（ナマコの内臓）	20g	0.9g	13kcal
ホヤ・塩辛	20g	0.7g	14kcal

加工品と乾物、塩蔵品の塩分量

加工品の塩分カタログ

魚加工品（つくだ煮）

少量でも塩分が多いため、食べる量に注意が必要です。

品名	分量	塩分	カロリー
アサリ・つくだ煮	15g	塩分 1.1g	34kcal
アミ・つくだ煮	15g	塩分 1.0g	35kcal
イカナゴ（コウナゴ）・つくだ煮	10g	塩分 0.6g	28kcal
カツオ・角煮	20g	塩分 0.8g	45kcal
カツオ削り節・つくだ煮	5g	塩分 0.4g	12kcal
川エビ・つくだ煮	10g	塩分 0.5g	24kcal
サケ・フレーク	10g	塩分 0.4g	20kcal
タラ・でんぶ	5g	塩分 0.2g	14kcal
ハゼ・つくだ煮	10g	塩分 0.6g	28kcal
こんぶ・つくだ煮	5g	塩分 0.4g	8kcal
塩こんぶ	5g	塩分 0.9g	6kcal
のり・つくだ煮	15g	塩分 0.9g	23kcal

魚加工品（珍味）

1回量は塩分1gまでに抑えましょう。

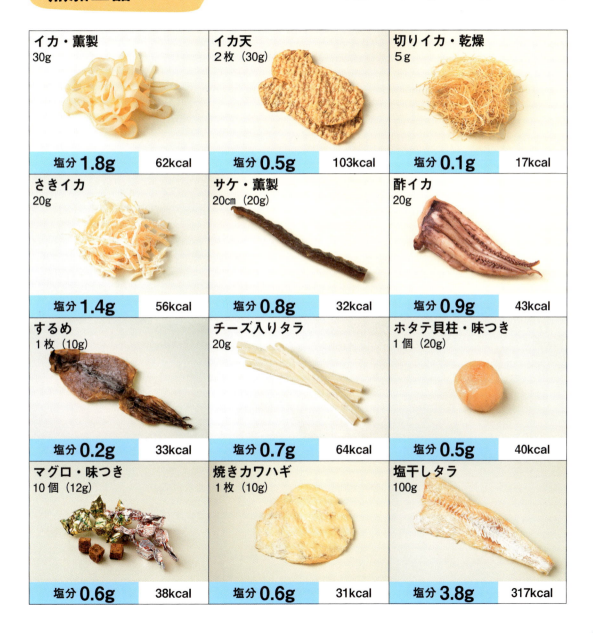

品名	塩分	kcal
イカ・薫製 30g	1.8g	62kcal
イカ天 2枚（30g）	0.5g	103kcal
切りイカ・乾燥 5g	0.1g	17kcal
さきイカ 20g	1.4g	56kcal
サケ・薫製 20cm（20g）	0.8g	32kcal
酢イカ 20g	0.9g	43kcal
するめ 1枚（10g）	0.2g	33kcal
チーズ入りタラ 20g	0.7g	64kcal
ホタテ貝柱・味つき 1個（20g）	0.5g	40kcal
マグロ・味つき 10個（12g）	0.6g	38kcal
焼きカワハギ 1枚（10g）	0.6g	31kcal
塩干しタラ 100g	3.8g	317kcal

加工品と乾物、塩蔵品の塩分量　加工品の塩分カタログ

肉加工品（ハム、ベーコンなど） 水分が少なく、保存性の高いものほど塩分が多い。

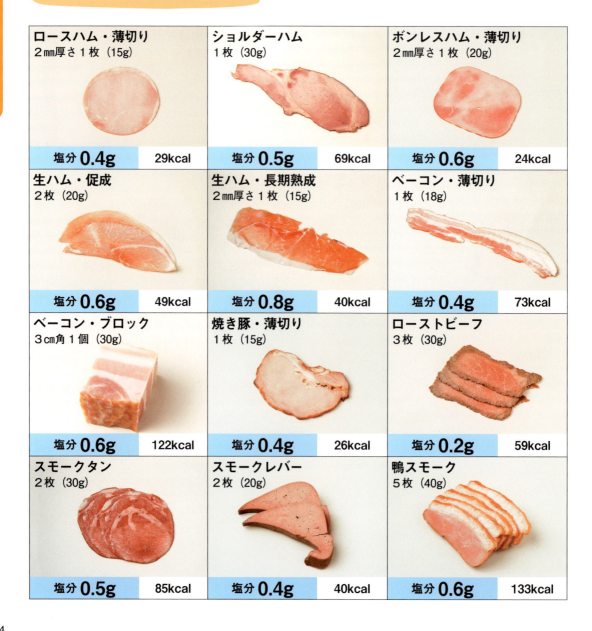

ロースハム・薄切り 2mm厚さ1枚（15g）	ショルダーハム 1枚（30g）	ボンレスハム・薄切り 2mm厚さ1枚（20g）
塩分 0.4g　29kcal	塩分 0.5g　69kcal	塩分 0.6g　24kcal
生ハム・促成 2枚（20g）	生ハム・長期熟成 2mm厚さ1枚（15g）	ベーコン・薄切り 1枚（18g）
塩分 0.6g　49kcal	塩分 0.8g　40kcal	塩分 0.4g　73kcal
ベーコン・ブロック 3cm角1個（30g）	焼き豚・薄切り 1枚（15g）	ローストビーフ 3枚（30g）
塩分 0.6g　122kcal	塩分 0.4g　26kcal	塩分 0.2g　59kcal
スモークタン 2枚（30g）	スモークレバー 2枚（20g）	鴨スモーク 5枚（40g）
塩分 0.5g　85kcal	塩分 0.4g　40kcal	塩分 0.6g　133kcal

肉加工品（ソーセージ、缶詰めなど）

少量でも塩分が多いため、調味料は控えめに。

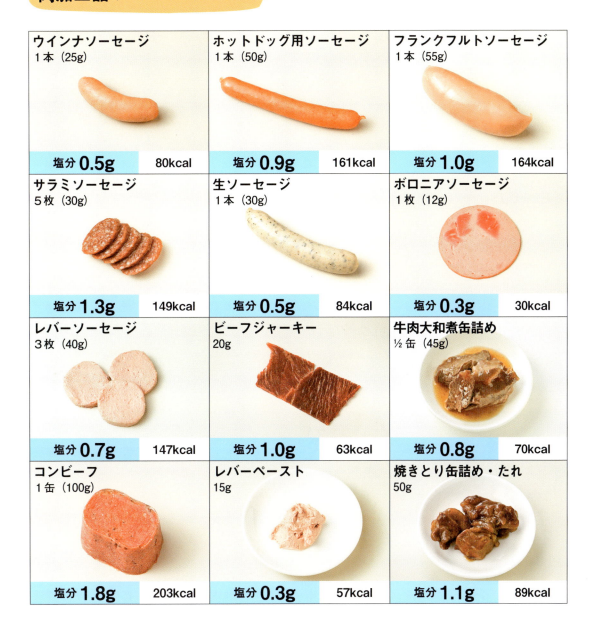

食品	分量	塩分	エネルギー
ウインナソーセージ	1本（25g）	0.5g	80kcal
ホットドッグ用ソーセージ	1本（50g）	0.9g	161kcal
フランクフルトソーセージ	1本（55g）	1.0g	164kcal
サラミソーセージ	5枚（30g）	1.3g	149kcal
生ソーセージ	1本（30g）	0.5g	84kcal
ボロニアソーセージ	1枚（12g）	0.3g	30kcal
レバーソーセージ	3枚（40g）	0.7g	147kcal
ビーフジャーキー	20g	1.0g	63kcal
牛肉大和煮缶詰め	½缶（45g）	0.8g	70kcal
コンビーフ	1缶（100g）	1.8g	203kcal
レバーペースト	15g	0.3g	57kcal
焼きとり缶詰め・たれ	50g	1.1g	89kcal

卵加工品・乳製品

チーズの1回量は塩分0.5gまでを目安に。

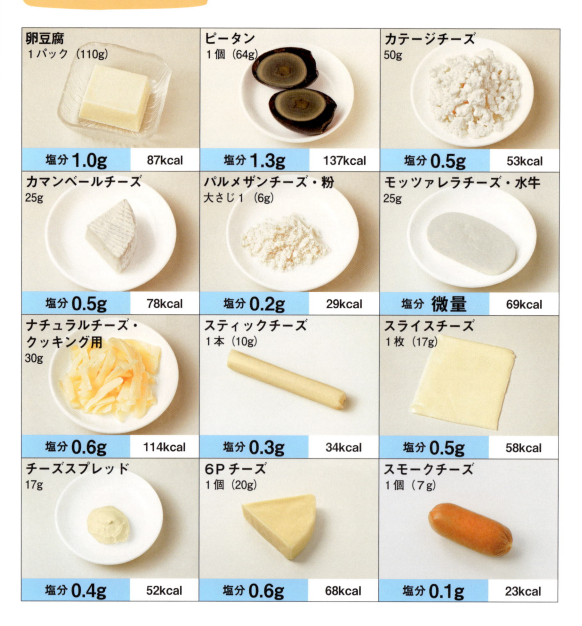

卵豆腐 1パック（110g）	ピータン 1個（64g）	カテージチーズ 50g
塩分 1.0g　87kcal	塩分 1.3g　137kcal	塩分 0.5g　53kcal

カマンベールチーズ 25g	パルメザンチーズ・粉 大さじ1（6g）	モッツァレラチーズ・水牛 25g
塩分 0.5g　78kcal	塩分 0.2g　29kcal	塩分 微量　69kcal

ナチュラルチーズ・クッキング用 30g	スティックチーズ 1本（10g）	スライスチーズ 1枚（17g）
塩分 0.6g　114kcal	塩分 0.3g　34kcal	塩分 0.5g　58kcal

チーズスプレッド 17g	6Pチーズ 1個（20g）	スモークチーズ 1個（7g）
塩分 0.4g　52kcal	塩分 0.6g　68kcal	塩分 0.1g　23kcal

加工品と乾物、塩蔵品の塩分量　加工品の塩分カタログ

漬け物（梅干し、塩漬けなど）　塩味が強い場合は、水に浸して塩抜きしましょう。

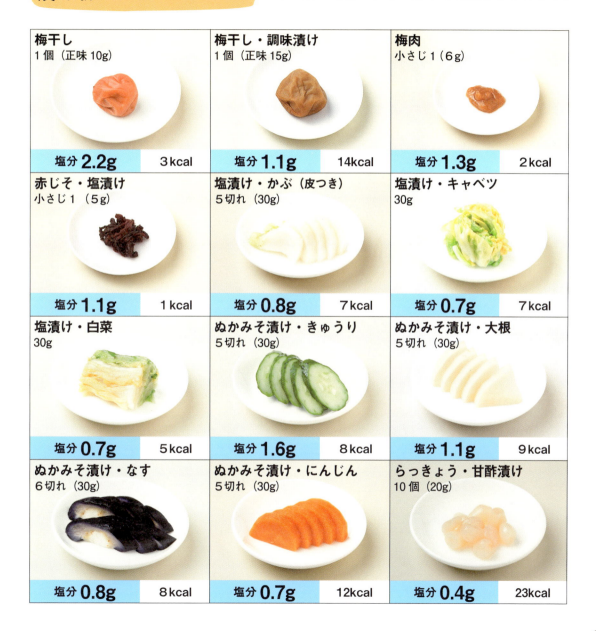

食品	分量	塩分	エネルギー
梅干し	1個（正味10g）	2.2g	3kcal
梅干し・調味漬け	1個（正味15g）	1.1g	14kcal
梅肉	小さじ1（6g）	1.3g	2kcal
赤じそ・塩漬け	小さじ1（5g）	1.1g	1kcal
塩漬け・かぶ（皮つき）	5切れ（30g）	0.8g	7kcal
塩漬け・キャベツ	30g	0.7g	7kcal
塩漬け・白菜	30g	0.7g	5kcal
ぬかみそ漬け・きゅうり	5切れ（30g）	1.6g	8kcal
ぬかみそ漬け・大根	5切れ（30g）	1.1g	9kcal
ぬかみそ漬け・なす	6切れ（30g）	0.8g	8kcal
ぬかみそ漬け・にんじん	5切れ（30g）	0.7g	12kcal
らっきょう・甘酢漬け	10個（20g）	0.4g	23kcal

漬け物（柴漬け、キムチなど）

少量でも高塩分。食べるなら塩分0.5gまでに。

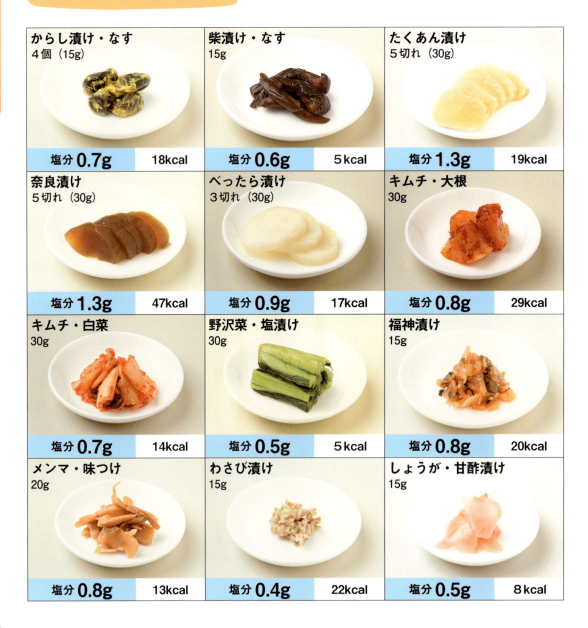

品名	塩分	カロリー
からし漬け・なす 4個（15g）	0.7g	18kcal
柴漬け・なす 15g	0.6g	5kcal
たくあん漬け 5切れ（30g）	1.3g	19kcal
奈良漬け 5切れ（30g）	1.3g	47kcal
べったら漬け 3切れ（30g）	0.9g	17kcal
キムチ・大根 30g	0.8g	29kcal
キムチ・白菜 30g	0.7g	14kcal
野沢菜・塩漬け 30g	0.5g	5kcal
福神漬け 15g	0.8g	20kcal
メンマ・味つけ 20g	0.8g	13kcal
わさび漬け 15g	0.4g	22kcal
しょうが・甘酢漬け 15g	0.5g	8kcal

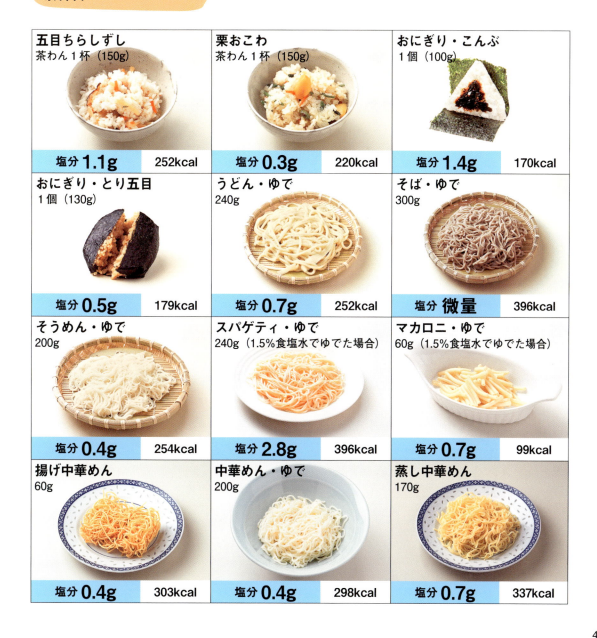

穀類（食事パン、シリアル）

具のないプレーンなパンでも、塩分を含んでいます。

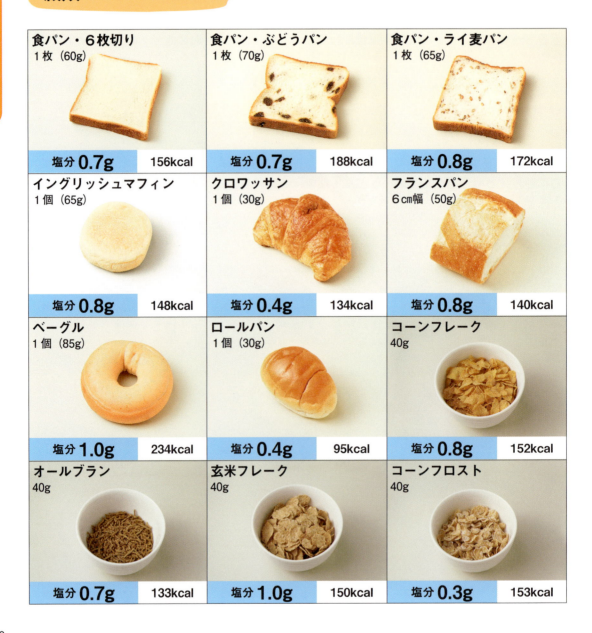

食パン・6枚切り 1枚（60g）	食パン・ぶどうパン 1枚（70g）	食パン・ライ麦パン 1枚（65g）
塩分 0.7g　156kcal	塩分 0.7g　188kcal	塩分 0.8g　172kcal
イングリッシュマフィン 1個（65g）	クロワッサン 1個（30g）	フランスパン 6cm幅（50g）
塩分 0.8g　148kcal	塩分 0.4g　134kcal	塩分 0.8g　140kcal
ベーグル 1個（85g）	ロールパン 1個（30g）	コーンフレーク 40g
塩分 1.0g　234kcal	塩分 0.4g　95kcal	塩分 0.8g　152kcal
オールブラン 40g	玄米フレーク 40g	コーンフロスト 40g
塩分 0.7g　133kcal	塩分 1.0g　150kcal	塩分 0.3g　153kcal

加工品と乾物、塩蔵品の塩分量

加工品の塩分カタログ

穀類（総菜パン、菓子パン）

甘いパンでもパン生地に塩分を含んでいます。

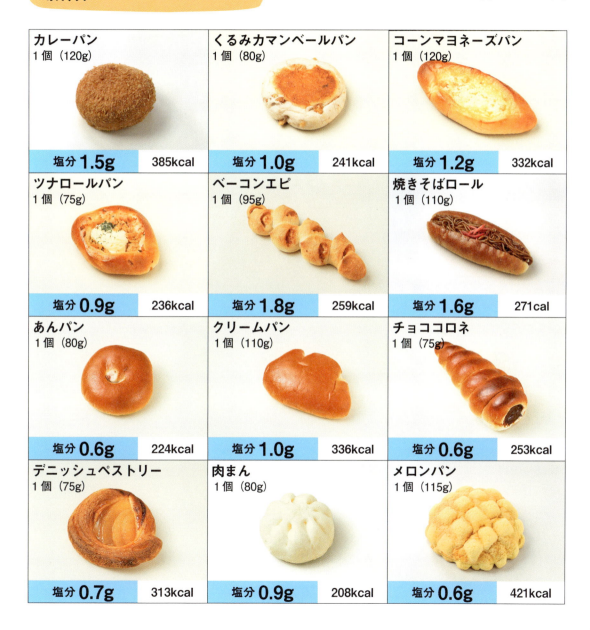

カレーパン 1個（120g）	くるみカマンベールパン 1個（80g）	コーンマヨネーズパン 1個（120g）
塩分 1.5g　385kcal	塩分 1.0g　241kcal	塩分 1.2g　332kcal
ツナロールパン 1個（75g）	ベーコンエピ 1個（95g）	焼きそばロール 1個（110g）
塩分 0.9g　236kcal	塩分 1.8g　259kcal	塩分 1.6g　271cal
あんパン 1個（80g）	クリームパン 1個（110g）	チョココロネ 1個（75g）
塩分 0.6g　224kcal	塩分 1.0g　336kcal	塩分 0.6g　253kcal
デニッシュペストリー 1個（75g）	肉まん 1個（80g）	メロンパン 1個（115g）
塩分 0.7g　313kcal	塩分 0.9g　208kcal	塩分 0.6g　421kcal

加工品と乾物、塩蔵品の塩分量

加工品の塩分カタログ

菓子（スナック菓子、せんべい）

嗜好品なので、1回量は塩分0.5gくらいに抑えたい。

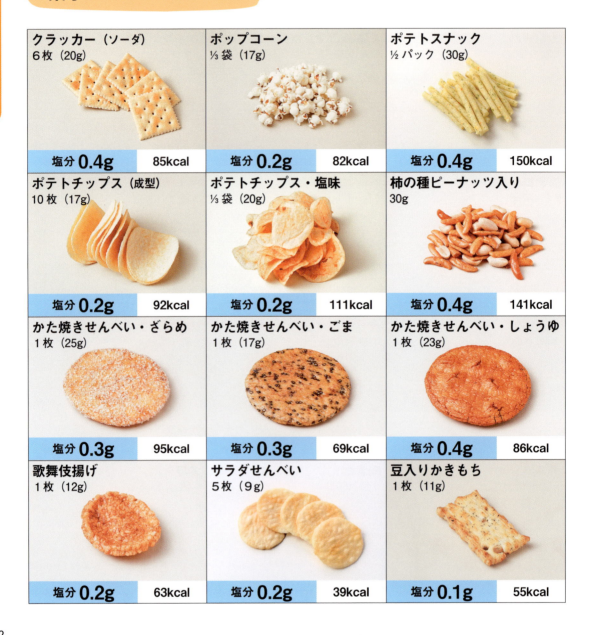

品名	塩分	エネルギー
クラッカー（ソーダ） 6枚（20g）	0.4g	85kcal
ポップコーン ⅓袋（17g）	0.2g	82kcal
ポテトスナック ½パック（30g）	0.4g	150kcal
ポテトチップス（成型） 10枚（17g）	0.2g	92kcal
ポテトチップス・塩味 ⅓袋（20g）	0.2g	111kcal
柿の種ピーナッツ入り 30g	0.4g	141kcal
かた焼きせんべい・ざらめ 1枚（25g）	0.3g	95kcal
かた焼きせんべい・ごま 1枚（17g）	0.3g	69kcal
かた焼きせんべい・しょうゆ 1枚（23g）	0.4g	86kcal
歌舞伎揚げ 1枚（12g）	0.2g	63kcal
サラダせんべい 5枚（9g）	0.2g	39kcal
豆入りかきもち 1枚（11g）	0.1g	55kcal

菓子（和菓子、洋菓子）

甘いお菓子にも塩分が含まれています。

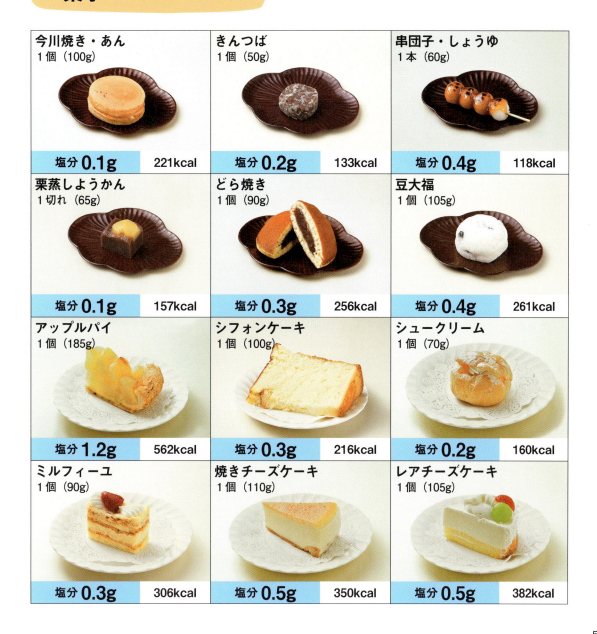

品名	分量	塩分	カロリー
今川焼き・あん	1個（100g）	0.1g	221kcal
きんつば	1個（50g）	0.2g	133kcal
串団子・しょうゆ	1本（60g）	0.4g	118kcal
栗蒸しようかん	1切れ（65g）	0.1g	157kcal
どら焼き	1個（90g）	0.3g	256kcal
豆大福	1個（105g）	0.4g	261kcal
アップルパイ	1個（185g）	1.2g	562kcal
シフォンケーキ	1個（100g）	0.3g	216kcal
シュークリーム	1個（70g）	0.2g	160kcal
ミルフィーユ	1個（90g）	0.3g	306kcal
焼きチーズケーキ	1個（110g）	0.5g	350kcal
レアチーズケーキ	1個（105g）	0.5g	382kcal

菓子（ナッツ）

塩分だけでなく、エネルギーにも注意したい。

食品	塩分	エネルギー
アーモンド（フライ、味つけ） 16粒（20g）	0.1g	123kcal
カシューナッツ（フライ、味つけ） 14粒（20g）	0.1g	115kcal
かぼちゃ（いり、味つけ） 20g	微量	115kcal
小魚アーモンド 20g	0.4g	100kcal
塩豆（塩えんどう） 20g	0.3g	73kcal
バターピーナッツ 20g	0.1g	118kcal
ピスタチオ（いり、味つけ） 40g（正味22g）	0.2g	135kcal
マカダミアナッツ（いり、味つけ） 8粒（20g）	0.1g	144kcal
まつ（いり） 20g	0g	138kcal
ミックスナッツ 20g	0.1g	124kcal
落花生・いり（殻つき） 20g（正味14g）	0g	79kcal
落花生・いり（殻なし） 20g（正味19g）	0g	112kcal

加工品と乾物、塩蔵品の塩分量

加工品の塩分カタログ

> 減塩アイディア ②

加工品の選び方、食べ方

減塩には、塩分の少ない食品を選べばよいのですが、それだけでは味気ない食事になってしまいます。塩分を多く含む加工品も、選び方、食べ方をくふうすれば減塩しながら楽しめます。

塩分を減らす食べ方のくふう①

小さいものを使う

たとえば、おにぎりに入れる梅干し。小さいサイズのものにすれば塩分量も減ります。大きいサイズのもの1個を2〜3等分して使っても同様です。表記数値は塩分20％の梅干しの場合。種入りの重量です。

梅干し〈大〉
約17g
▼
塩分 **3.0g**

梅干し〈中〉
約7g
▼
塩分 **1.2g**

梅干し〈小〉
約2g
▼
塩分 **0.4g**

― そのほか、大きさ・厚さで変わる塩分量 ―

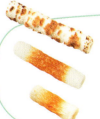

焼きちくわ〈大〉 100g
▶塩分 2.1 g

焼きちくわ〈中〉 30g
▶塩分 0.6 g

焼きちくわ〈小〉 7g
▶塩分 0.1 g

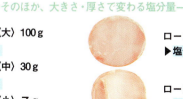

ロースハム・薄切り 2mm厚さ 15 g
▶塩分 0.4 g

ロースハム・超薄切り 1mm厚さ 8 g
▶塩分 0.2 g

塩分を減らす食べ方のくふう②

使う量を減らす

たとえば、カツオ風味のふりかけ。小2袋（4g）、小1袋（2g）、小⅓袋（0.7g）と量が減るにつれて、当然塩分も減少します。

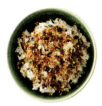
ふりかけ小2袋
4g
▼
塩分 **0.4g**

ふりかけ小1袋
2g
▼
塩分 **0.2g**

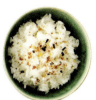
ふりかけ小⅓袋
0.7g
▼
塩分 **0.1g**

※参考資料：月刊『栄養と料理』『塩分早わかり 第3版』（ともに女子栄養大学出版部）

乾物や塩蔵品の口に入る塩分量

※参考資料：月刊『栄養と料理』『塩分早わかり 第3版』（ともに女子栄養大学出版部）ほか

こんぶを水でもどす

真こんぶのほうが利尻こんぶよりも塩分が抜け、やわらかくなりました。組織が軟化しやすいこんぶのほうが塩分や成分が水にとけ出しやすいようです。

真こんぶ（水出し）

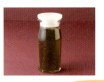

【もどし方】
こんぶの重量（20 g）に対して、50倍の水（1ℓ）に6時間浸す。

	水出し前	水出し後
重量	20g	89.6g
	重量変化 約4.5倍	
塩分%	7.1%	0.21%
塩分量	1.42g	0.19g

抜けた塩分の割合　87%

真こんぶ（煮出し）

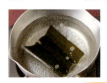

【もどし方】
こんぶの重量（10 g）に対して、100倍の水（1ℓ）に30分浸し、沸騰直前まで7〜8分火にかける。

	煮出し前	煮出し後
重量	10g	35.7g
	重量変化 約3.6倍	
塩分%	7.1%	0.50%
塩分量	0.71g	0.18g

抜けた塩分の割合　75%

利尻こんぶ（水出し）

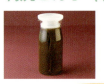

【もどし方】
こんぶの重量（20 g）に対して、50倍の水（1ℓ）に6時間浸す。

	水出し前	水出し後
重量	20g	76.6g
	重量変化 約3.8倍	
塩分%	6.9%	0.68%
塩分量	1.38g	0.52g

抜けた塩分の割合　62%

利尻こんぶ（煮出し）

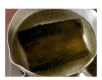

【もどし方】
こんぶの重量（10 g）に対して、100倍の水（1ℓ）に30分浸し、沸騰直前まで7〜8分火にかける。

	煮出し前	煮出し後
重量	10g	37.5g
	重量変化 約3.8倍	
塩分%	6.9%	0.59%
塩分量	0.69g	0.22g

抜けた塩分の割合　68%

ひじきを水でもどす

芽ひじきのほうが小さく細いので、その分表面積が大きくなり、
長ひじきよりも短時間でもどり、塩分も抜けるようです。

長ひじき

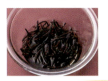

【もどし方】
ひじきの重量（6g）に対して、20倍の水（120㎖）に30分浸す。

	もどし前	もどし後
重量	6g	38.8g
	重量変化 約6.5倍	
塩分％	3.6％	0.36％
塩分量	0.22g	0.14g
抜けた塩分の割合		36％

芽ひじき

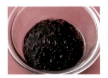

【もどし方】
ひじきの重量（6g）に対して、20倍の水（120㎖）に30分浸す。

	もどし前	もどし後
重量	6g	55.3g
	重量変化 約9.2倍	
塩分％	3.6％	0.25％
塩分量	0.22g	0.14g
抜けた塩分の割合		36％

カットわかめを水でもどす

カットわかめは水に5分間浸しただけでも75％の塩分が抜けます。減塩には、水でもどしてから使いましょう。

【もどし方】
カットわかめの重量（1g）に対して100倍の水（100㎖）に5分浸す。

	もどし前	もどし後
重量	1g	12.9g
	重量変化 12.9倍	
塩分％	24.1％	0.47％
塩分量	0.24g	0.06g
抜けた塩分の割合		75％

切り干し大根を水でもどす

切り干し大根は繊維を断ち切っているため、塩分が抜けやすくなります。味も抜けるので、もどしすぎには注意。

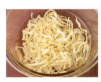

【もどし方】
切り干し大根の重量（10g）に対して20倍の水（200㎖）に5分浸す。

	もどし前	もどし後
重量	10g	31.7g
	重量変化 約3.2倍	
塩分％	0.7％	0.09％
塩分量	0.07g	0.03g
抜けた塩分の割合		57％

加工品と乾物、塩蔵品の塩分量

乾物や塩蔵品の口に入る塩分量

麩を水でもどす

麩は小麦粉のグルテンを主原料とした食品。もともとの塩分量が少ないのですが、水でもどすと塩分が抜けやすいようです。

車麩

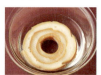

【もどし方】
麩の重量（11g）に対して20倍の水（220㎖）に1時間浸す。

	もどし前	もどし後
重量	11g	66g
	重量変化 6.0倍	
塩分%	0.3%	0%
塩分量	0.03g	0g

抜けた塩分の割合 100%

板麩

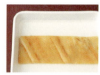

【もどし方】
麩（16g）が浸る程度の水（300㎖）に20分浸す。

	もどし前	もどし後
重量	16g	90g
	重量変化 約5.6倍	
塩分%	0.5%	0.03%
塩分量	0.08g	0.03g

抜けた塩分の割合 63%

凍り豆腐を湯でもどす

凍り豆腐に含まれる塩分は、たんぱく質などと結合しているため、湯に浸しても塩分が溶出しないようです。

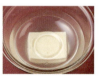

【もどし方】
凍り豆腐の重量（17.2g）に対して20倍の湯（60℃、344㎖）に入れ、皿などで重しをして30分浸す。

	もどし前	もどし後
重量	17.2g	70g
	重量変化 約4.1倍	
塩分%	0.7%	0.17%
塩分量	0.12g	0.12g

抜けた塩分の割合 0%

干しエビをぬるま湯でもどす

もどし汁も調理に利用します。もどし後のエビの塩分だけでなく、もどし汁の塩分も含めて考えます。

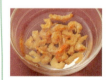

【もどし方】
干しエビの重量（大さじ1＝6g）に対して5倍のぬるま湯（30㎖）に30分浸す。

	もどし前	もどし後
重量	6g	10.7g
	重量変化 約1.8倍	
塩分%	3.8%	0.93%
塩分量	0.23g	0.10g

抜けた塩分の割合 57%

☆もどし後のもどし汁（24㎖）中の塩分量 0.13g、塩分0.54%

ザーサイ を塩抜きする

ザーサイは長く水に浸しておくと塩分が抜けすぎ、ぼんやりとした味になってしまいます。30分塩抜きしたものが適塩です。

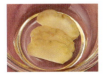

【もどし方】
ザーサイの重量（15g）に対して5倍の水（75㎖）にそれぞれの時間浸す。

◎ 20分塩抜きしたもの

	塩抜き前	塩抜き後
重量	15g	16.0g
	重量変化 約1.1倍	
塩分%	13.3%	5.25%
塩分量	1.99g	0.84g

抜けた塩分の割合 **58%**

◎ 30分塩抜きしたもの　（適塩でおすすめ）

	塩抜き前	塩抜き後
重量	15g	17.2g
	重量変化 約1.1倍	
塩分%	13.3%	3.49%
塩分量	1.99g	0.60g

抜けた塩分の割合 **70%**

高菜漬け を塩抜きする

高菜漬けは、水に5分浸しても塩分は20%弱しか抜けませんが、20分浸してから水けを軽く絞ると50%近くの塩分が抜けます。

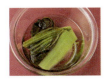

【もどし方】
高菜漬けの重量（40g）に対して5倍の水（200㎖）にそれぞれの時間浸す。

◎ 5分塩抜きしたもの

	塩抜き前	塩抜き後
重量	40g	45.2g
	重量変化 約1.1倍	
塩分%	3.3%	2.30%
塩分量	1.32g	1.04g

抜けた塩分の割合 **21%**

◎ 20分塩抜きして絞ったもの　（適塩でおすすめ）

	塩抜き前	塩抜き後
重量	40g	36g
	重量変化 0.9倍	
塩分%	3.3%	1.94%
塩分量	1.32g	0.70g

抜けた塩分の割合 **47%**

※製品表記の塩分濃度（3.3%）から換算

加工品と乾物、塩蔵品の塩分量

乾物や塩蔵品の口に入る塩分量

数の子を塩抜きする

数の子は少し塩分が残っているほうがおいしく食べられるので、長時間水に浸けることは避けたほうがよいでしょう。

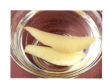

【もどし方】
数の子の重量（100g）に対して10倍の水（1ℓ。塩を加えない水、0.3％の塩を入れてとかした食塩水）に塩蔵数の子を3時間浸して薄い膜をとり除き、新たに各濃度の食塩水に3時間、6時間浸すことを行なった。

◎水に6時間浸したもの

	塩抜き前	塩抜き後
重量	100g	91g
塩分％	17％	1.5％
塩分量	17g	1.4g

抜けた塩分の割合 **92％**

◎0.3％の食塩水に9時間浸したもの

	塩抜き前	塩抜き後
重量	100g	90g
塩分％	17％	1.6％
塩分量	17g	1.4g

抜けた塩分の割合 **92％**

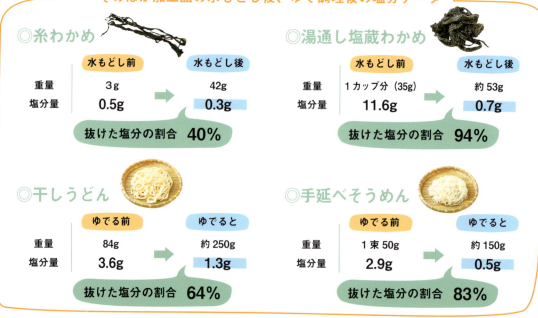

― そのほか加工品の水もどし後、ゆで調理後の塩分データ ―

◎糸わかめ

	水もどし前	水もどし後
重量	3g	42g
塩分量	0.5g	0.3g

抜けた塩分の割合 **40％**

◎湯通し塩蔵わかめ

	水もどし前	水もどし後
重量	1カップ分（35g）	約53g
塩分量	11.6g	0.7g

抜けた塩分の割合 **94％**

◎干しうどん

	ゆでる前	ゆでると
重量	84g	約250g
塩分量	3.6g	1.3g

抜けた塩分の割合 **64％**

◎手延べそうめん

	ゆでる前	ゆでると
重量	1束50g	約150g
塩分量	2.9g	0.5g

抜けた塩分の割合 **83％**

塩分量を減らす食べ方
〈家庭料理編〉

天ぷらは、天つゆにどのくらいつけるか、また、めん料理は、汁をどのくらい食べるかで口に入る塩分量は変わります。中国料理のいため物やあんかけは、なべや皿に調味料が残るので、実際に口に入る塩分量は少なくなります。

データ作成・指導◎松田康子
参考資料：『調理のためのベーシックデータ　第5版』（女子栄養大学出版部）

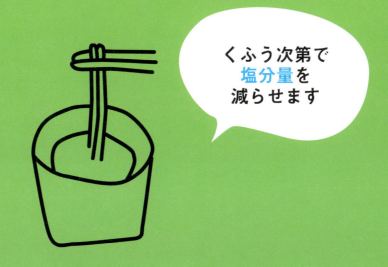

くふう次第で**塩分量**を減らせます

【おことわり】
● "実験してみました"のデータについて
　食材に適した方法で、電導度式のデジタル塩分計を使って口に入った調味料や塩分量を測定しました。

● 天つゆやつけつゆの「多め」「少なめ」の基準について
　実験者が実際に使用、摂取した量を測定したものです。好みの量を「多め」、減塩を意識した量を「少なめ」と表記しています。適量を指標に「多め」「少なめ」としているわけではありません。

つゆにつけて食べる（天ぷら）

実験してみました

天つゆを少なめにつけたときと多めにつけたときでは3倍近い差が出ました。また、天つゆにおろし大根を入れると、天つゆがからんだおろし大根が天ぷらによくからまるようです。

★天つゆ（60g）の塩分　容量比（だし：しょうゆ：みりん＝3：1：0.5）→塩分 2.8%（実測値）

エビ　1尾 26g
- 少なめ：口に入った天つゆ 2g → 塩分 0.06g
- 多め：口に入った天つゆ 5g → 塩分 0.14g

玉ねぎ　1個 25g
- 少なめ：口に入った天つゆ 4g → 塩分 0.11g
- 多め：口に入った天つゆ 10g → 塩分 0.28g

なす　1個 33g
- 少なめ：口に入った天つゆ 2g → 塩分 0.06g
- 多め：口に入った天つゆ 9g → 塩分 0.25g

さつま芋　1個 25g
- 少なめ：口に入った天つゆ 2g → 塩分 0.06g
- 多め：口に入った天つゆ 4g → 塩分 0.11g

かき揚げ　1個 35g
- 少なめ：口に入った天つゆ 4g → 塩分 0.11g
- 多め：口に入った天つゆ 10g → 塩分 0.28g

column　天つゆにおろし大根を入れると
（上記の天ぷら5種をすべて食べた場合）

おろし大根・あり
（天つゆ 75g ＋ おろし大根 30g → 塩分 2.1g）

	少なめ	多め
口に入った天つゆの割合	57%	95%
口に入った塩分	1.2g	2.0g

塩分量を減らす食べ方　家庭料理編…天ぷら、つけめん

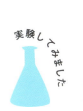

実験してみました

つゆにつけて食べる（つけめん）

めんにつゆを少なめにつける習慣がある人は、自然と少ない量しか器に注がないようです。多めにつける人と使用量が異なるので、つゆの量を変えて測定しました。

★つゆ　容量比（だし：しょうゆ：みりん＝３：１：１）→塩分 3.4％

そうめん　ゆで 220g　　薬味 しそ 0.8g、みょうが 10g

少なめ
つゆの使用量 62g ▶ 塩分 2.1g
口に入ったつゆの塩分 **0.8g** ▶ 元のつゆの塩分に対して **38%**

多め
つゆの使用量 90g ▶ 塩分 3.1g
口に入ったつゆの塩分 **2.1g** ▶ 元のつゆの塩分に対して **68%**

そば　ゆで 195g　　薬味 ねぎ 7g、わさび 1g

少なめ
つゆの使用量 60g ▶ 塩分 2.0g
口に入ったつゆの塩分 **0.9g** ▶ 元のつゆの塩分に対して **45%**

多め
つゆの使用量 82g ▶ 塩分 2.8g
口に入ったつゆの塩分 **1.6g** ▶ 元のつゆの塩分に対して **57%**

うどん　冷凍食品ゆで 205g　　薬味 しょうが 2g

少なめ
つゆの使用量 98g ▶ 塩分 3.3g
口に入ったつゆの塩分 **0.8g** ▶ 元のつゆの塩分に対して **24%**

多め
つゆの使用量 95g ▶ 塩分 3.2g
口に入ったつゆの塩分 **1.1g** ▶ 元のつゆの塩分に対して **34%**

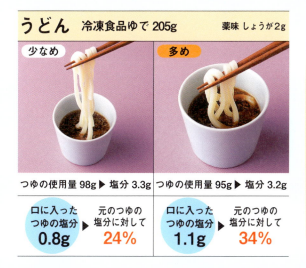

column　水を張った器にそうめんを盛った場合は

上記のつけめんは、めんの水けをきった場合の測定値です。水を張った器にそうめんを盛りつけた場合は、食べているうちにつゆがうすまり、口に入った塩分量は、めんつゆをたっぷりつけても１g程度でした。しかし、家庭ではめんつゆをつぎ足す傾向にあり、結果的には１gよりも多くなると考えられます。

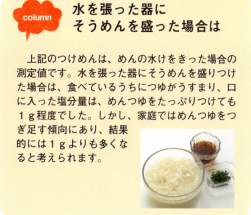

実験してみました

汁めんを食べる（そば、うどん）

温かいめんは食べるときにつゆがめんにからんだり、つゆの塩分がめんに浸透するので、めんだけ食べてつゆを残しても、つゆの塩分の30〜50%近くが口に入るようです。

塩分量を減らす食べ方

家庭料理編…そば、うどん、ラーメン、冷やし中華

きつねそば　そば・ゆで 190g　トッピング（油揚げ 11g、小ねぎ 5g）

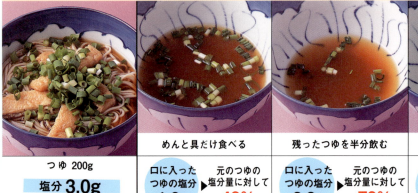

	めんと具だけ食べる	残ったつゆを半分飲む	汁を含め全量食べる
つゆ 200g 塩分 3.0g（塩分 1.5%）	口に入ったつゆの塩分 1.3g ▶ 元のつゆの塩分量に対して 43%	口に入ったつゆの塩分 2.2g ▶ 元のつゆの塩分量に対して 73%	口に入ったつゆの塩分 3.0g ▶ 元のつゆの塩分量に対して 100%

★つゆの容量比（だし：しょうゆ：砂糖＝20：1.5：1）

きつねうどん　うどん・ゆで 200g　トッピング（油揚げ 11g、小ねぎ 5g）

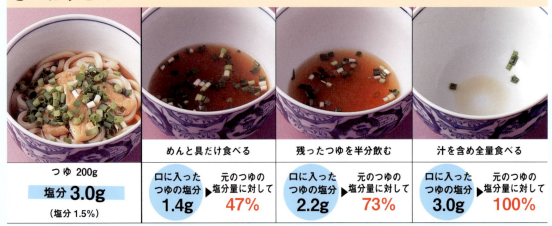

	めんと具だけ食べる	残ったつゆを半分飲む	汁を含め全量食べる
つゆ 200g 塩分 3.0g（塩分 1.5%）	口に入ったつゆの塩分 1.4g ▶ 元のつゆの塩分量に対して 47%	口に入ったつゆの塩分 2.2g ▶ 元のつゆの塩分量に対して 73%	口に入ったつゆの塩分 3.0g ▶ 元のつゆの塩分量に対して 100%

★つゆの容量比（だし：しょうゆ：砂糖＝20：1.5：1）

汁めんを食べる（ラーメン、冷やし中華）

実験してみました

そばやうどんと同様に、ラーメンだけ食べてスープを残しても、スープの塩分の30〜50%が口に入るようです。冷やし中華は、かけたたれの塩分の70〜80%が口に入るようです。

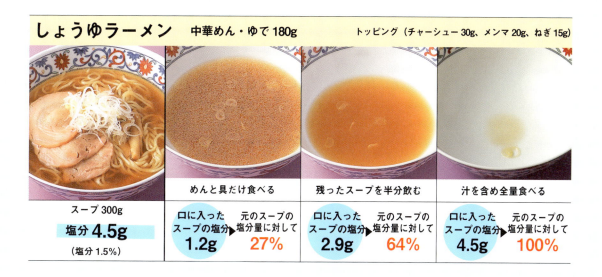

しょうゆラーメン　中華めん・ゆで 180g　トッピング（チャーシュー 30g、メンマ 20g、ねぎ 15g）

- スープ 300g　塩分 4.5g（塩分 1.5%）
- めんと具だけ食べる：口に入ったスープの塩分 1.2g ▶ 元のスープの塩分量に対して 27%
- 残ったスープを半分飲む：口に入ったスープの塩分 2.9g ▶ 元のスープの塩分量に対して 64%
- 汁を含め全量食べる：口に入ったスープの塩分 4.5g ▶ 元のスープの塩分量に対して 100%

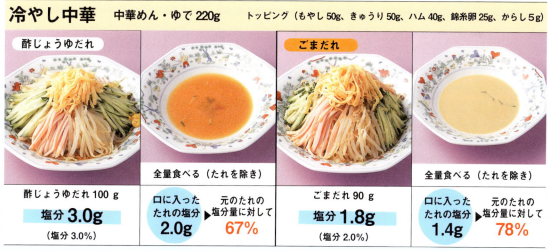

冷やし中華　中華めん・ゆで 220g　トッピング（もやし 50g、きゅうり 50g、ハム 40g、錦糸卵 25g、からし 5g）

酢じょうゆだれ
- 酢じょうゆだれ 100g　塩分 3.0g（塩分 3.0%）
- 全量食べる（たれを除き）：口に入ったたれの塩分 2.0g ▶ 元のたれの塩分量に対して 67%

ごまだれ
- ごまだれ 90g　塩分 1.8g（塩分 2.0%）
- 全量食べる（たれを除き）：口に入ったたれの塩分 1.4g ▶ 元のたれの塩分量に対して 78%

たれ：中華スープ 60mℓ、しょうゆ 21mℓ、酢 15mℓ、ごま油 7.5mℓ、砂糖 2g　　たれ：中華スープ 60mℓ、しょうゆ 21mℓ、白ごま 11g、砂糖 1g

いため物を食べる（中国料理）

実験してみました

中国料理のいため物は塩分を多く含む調味料を使っているので塩分が多めです。しかし、たれにとろみがある場合は、いためた後のなべや、食べ終わった器に調味料が残ることもあります。

塩分量を減らす食べ方　家庭料理編…中国料理

麻婆豆腐

もめん豆腐 150g、豚ひき肉 30g、香味野菜、調味料【豆板醤小さじ ½、鶏がらスープ 50 g、赤みそ 9 g、しょうゆ小さじ 1、酒、砂糖、かたくり粉、水、ごま油、サラダ油】

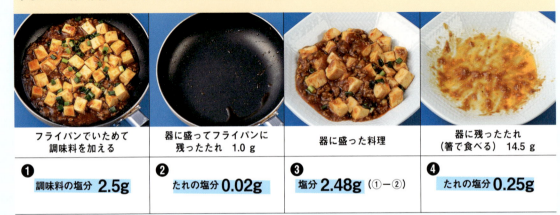

❶ フライパンでいためて調味料を加える	❷ 器に盛ってフライパンに残ったたれ 1.0 g	❸ 器に盛った料理	❹ 器に残ったたれ（箸で食べる） 14.5 g
調味料の塩分 **2.5g**	たれの塩分 **0.02g**	塩分 **2.48g** （①−②）	たれの塩分 **0.25g**

★ 口に入った塩分 **2.23g** （③−④） 使った調味料に対して **89%**

減塩ポイント!

食具で変わる塩分量

箸、スプーン、れんげなど、使う食具によって口に入る塩分量がどれだけ変わるか、麻婆豆腐を食べ比べてみました。結果は、箸で食べたときがいちばん皿に残ったたれが多く（上記❹）、スプーンで食べたとき、れんげで食べたときよりも口に入る塩分量は少なくなりました。減塩したいときは箸で食べるほうがおすすめです。

【スプーンで食べたとき】

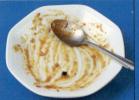

器に残ったたれの量 4.0g
▶塩分 0.07g

口に入った塩分 **2.41g** ▶ 使った調味料に対して **96%**

【れんげで食べたとき】

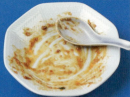

器に残ったたれの量 5.0g
▶塩分 0.09g

口に入った塩分 **2.39g** ▶ 使った調味料に対して **96%**

牛肉と野菜のオイスターソースいため

牛もも肉 80 g、キャベツ 60 g、エリンギ 20 g、香味野菜、調味料【しょうゆ小さじ 1、オイスターソース小さじ 1、砂糖、酒、かたくり粉、しょうが汁、サラダ油、ごま油、こしょう】

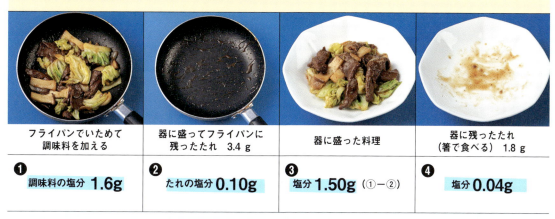

① フライパンでいためて調味料を加える — 調味料の塩分 **1.6g**
② 器に盛ってフライパンに残ったたれ 3.4 g — たれの塩分 **0.10g**
③ 器に盛った料理 — 塩分 **1.50g**（①−②）
④ 器に残ったたれ（箸で食べる） 1.8 g — 塩分 **0.04g**

★ 口に入った塩分 **1.46g**（③−④） 使った調味料に対して **91%**

エビチリソース

無頭エビ 80 g、グリーンピース 15 g、香味野菜、調味料【豆板醤小さじ ½、トマトケチャップ大さじ 1、鶏がらスープ大さじ 2、砂糖、塩 0.3 g、酒、こしょう、かたくり粉、サラダ油】

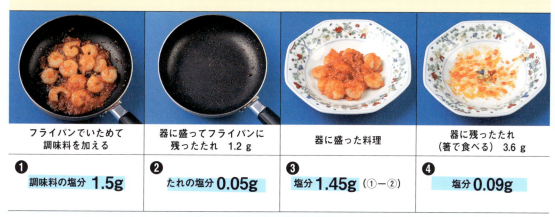

① フライパンでいためて調味料を加える — 調味料の塩分 **1.5g**
② 器に盛ってフライパンに残ったたれ 1.2 g — たれの塩分 **0.05g**
③ 器に盛った料理 — 塩分 **1.45g**（①−②）
④ 器に残ったたれ（箸で食べる） 3.6 g — 塩分 **0.09g**

★ 口に入った塩分 **1.36g**（③−④） 使った調味料に対して **91%**

あんかけを食べる（中国料理）

💭 実験してみました

あんはフライパンや器に残ります。調べたところ、使った調味料の10〜20％残っていました。口に入る塩分量は、使った調味料の塩分の80〜90％と考えてよいようです。

あんかけ焼きそば

蒸し中華めん150g、豚薄切り肉50g、白菜60g、ねぎ30g、にんじん20g、うずらの卵3個、竹の子15g、もどしたきくらげ3枚、調味料【鶏がらスープ120g、塩1g、しょうゆ12.4g】

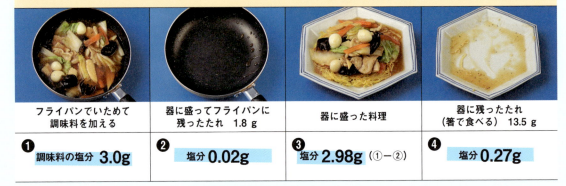

❶ フライパンでいためて調味料を加える	❷ 器に盛ってフライパンに残ったたれ 1.8g	❸ 器に盛った料理	❹ 器に残ったたれ（箸で食べる）13.5g
調味料の塩分 3.0g	塩分 0.02g	塩分 2.98g （①－②）	塩分 0.27g

★ 口に入った塩分 **2.71g** （③－④）　使った調味料に対して **90％**

減塩ポイント！
魚の野菜あんかけの場合は…

タイの蒸し物と揚げ物に野菜あんをかけて、口に入る塩分量を比べてみたところ、ほとんど違いがありませんでした。しかし、味の感じ方は、同じ野菜あんでも、揚げ物のほうが蒸し物よりも味を濃く感じました。揚げ物のほうが油のこくがあるためと考えられます。

したがって魚の野菜あんかけは、揚げ魚にすると油のこくがあるので、魚の下塩を省いてももの足りなさを感じることなく、減塩に仕上げることができます。

【蒸したタイの野菜あんかけ】

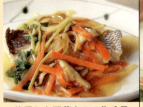

使用した野菜あんの塩分量 ▶ 1.4g

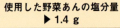

口に入った塩分 1.2g	使った調味料に対して **86％**

【揚げたタイの野菜あんかけ】

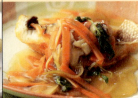

使用した野菜あんの塩分量 ▶ 1.4g

口に入った塩分 1.2g	使った調味料に対して **86％**

塩分量を減らす食べ方　家庭料理編…中国料理

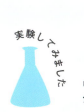

とり分けて食べる（中国料理）

中国料理では大皿に盛って、食卓で小皿にとり分ける料理がよくあります。大皿、小皿ととり分けることにより、それぞれの器にあんが残り、その分口に入る塩分量が減ります。

カニ玉

甘酢あん【鶏がらスープ80g、しょうゆ8.3g、砂糖、かたくり粉、水、酢、しょうが汁、小ねぎ】、カニ入り卵焼き【卵2個、カニ40g、塩0.5g、酒、ねぎ、油】

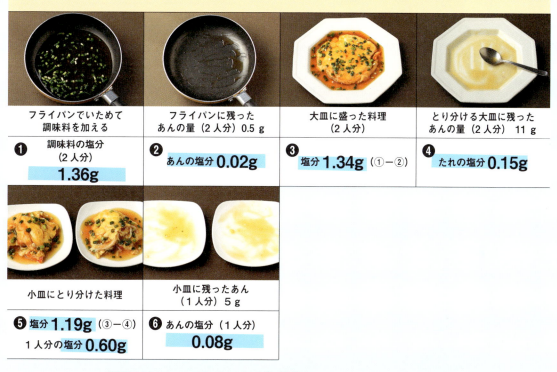

① フライパンでいためて調味料を加える　調味料の塩分（2人分）**1.36g**
② フライパンに残ったあんの量（2人分）0.5g　あんの塩分 **0.02g**
③ 大皿に盛った料理（2人分）　塩分 **1.34g**（①−②）
④ とり分ける大皿に残ったあんの量（2人分）11g　たれの塩分 **0.15g**
⑤ 小皿にとり分けた料理　塩分 **1.19g**（③−④）　1人分の塩分 **0.60g**
⑥ 小皿に残ったあん（1人分）5g　あんの塩分（1人分）**0.08g**

★ 口に入った塩分（1人分）**0.52g**（⑤−⑥）　使った調味料に対して **76.5%**

> 減塩アイディア ③

献立組み合わせ名人になろう！

減塩したいからと、すべての料理をやみくもにうす味にすればいいわけではありません。1食の献立の中で、しっかり味と、うす味とを組み合わせると "適塩" 献立になります。

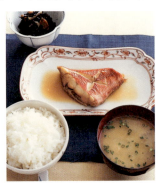

「煮魚の献立」

主菜：煮魚 　　　　　　　　　　＜塩分1.9ｇ＞
副菜：ひじきの煮物 　　　　　　＜塩分1.5ｇ＞
汁物：大根とにんじんのみそ汁　＜塩分1.4ｇ＞
主食：ごはん 　　　　　　　　　＜塩分０ｇ＞

献立合計　塩分 **4.8g**

「煮魚の献立」塩分4.8gを "適塩" 献立にするには

アイディア A
主菜をしっかり味に、
副菜、汁物をうす味に。

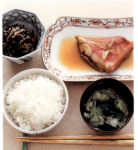

副菜を代える▶ひじきと切り干し大根と油揚げのうす味煮
（塩分 1.1 ｇ減）

汁物を代える▶キャベツとわかめの吸い物
（塩分 0.5 ｇ減）

献立合計　塩分 **3.2g**
（1.6 ｇ減）

★さらに、減塩するには…
　煮魚の煮汁を残す（塩分 0.6 ｇ減）
　▶献立合計　塩分 2.6 ｇ

アイディア B
副菜がしっかり味なら、
主菜や汁物はうす味に。

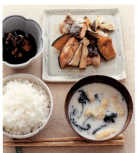

主菜を代える▶サケと野菜の焼き浸し
（塩分 0.9 ｇ減）

汁物を代える▶ほうれん草と油揚げの豆乳みそ汁
（塩分 0.6 ｇ減）

献立合計　塩分 **3.3g**
（1.5 ｇ減）

★さらに、減塩するには…
　ひじきの煮物を⅓量減らす（塩分 0.5 ｇ減）
　▶献立合計　塩分 2.8 ｇ

※データ作成・調理：牧野直子

塩分量を減らす食べ方
〈外食編〉

外食のメニューは家庭料理に比べて塩分が多めです。
なにをどう残すか、満足感を得ながら、賢く塩分を減らすコツを紹介します。
料理によっては塩分の減らし方が2パターンあるので、食べる選択肢が広がります。

データ作成・指導◎牧野直子
参考資料：月刊『栄養と料理』『塩分早わかり 第4版』『エネルギー早わかり 第4版』（ともに女子栄養大学出版部）

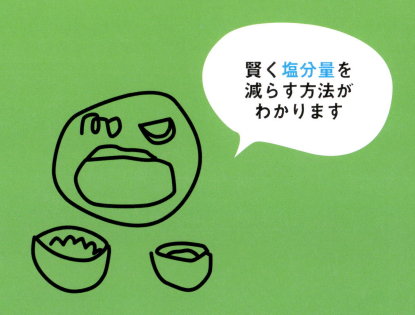

賢く塩分量を
減らす方法が
わかります

和食店で食べる

減塩ポイント！
みそ汁や天つゆなど、汁けのあるものを控えると減塩につながります。

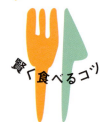
賢く食べるコツ

鶏肉のから揚げ定食

から揚げの衣にも味がついている場合もあります。肉の量も1食の適量（約80g）より多いので、1個残すとよいでしょう。つけあわせ野菜にソースやしょうゆはなるべくかけず、添えてあるレモンで。

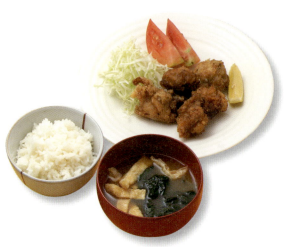

◎おもな材料と塩分、エネルギー

	塩分	エネルギー
鶏肉のから揚げ 5個（150 g）	2.9g	417kcal
キャベツ 30 g	0g	7kcal
トマト 35 g	0g	7kcal
レモン 13 g（正味4g）	0g	1kcal
ごはん 180 g	0g	302kcal
ほうれん草と油揚げのみそ汁 200 g	2.0g	73kcal

塩分 4.9g　807kcal

塩分コントロールのために これだけ残しましょう

から揚げを1個（30g）残す

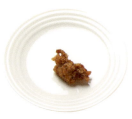

塩分 **0.6g** 減
82kcal 減
▼
メニュー合計
塩分 4.3g
724kcal

または

みそ汁の汁を半量残す

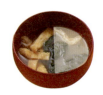

塩分 **1.0g** 減
16kcal 減
▼
メニュー合計
塩分 3.9g
791kcal

塩分量を減らす食べ方　外食編…和食店で食べる

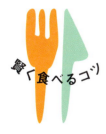

天ぷら定食

塩分のほとんどは天つゆとみそ汁によります。天つゆは衣にしみるほどつけずに、さっとくぐらせる程度にし、半量は残しましょう。みそ汁の汁を残せば、1〜1.5gほど塩分を減らすことができます。

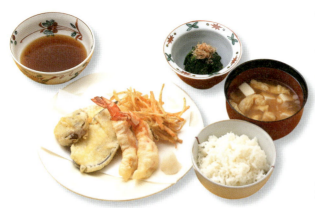

◎おもな材料と塩分、エネルギー

	塩分	エネルギー
天ぷら盛り合わせ（エビ35g、なす20g、しいたけ10g、さつま芋40g、かき揚げ35g）	0.3g	564kcal
天つゆ　50g	1.7g	22kcal
おろし大根　30g	0g	5kcal
ほうれん草のお浸し　80g	0.5g	22kcal
ごはん　180g	0g	302kcal
豆腐と油揚げのみそ汁　200g	2.0g	78kcal

塩分 **4.5g** ／ **993**kcal

塩分コントロールのために これだけ残しましょう

天つゆを半量残す

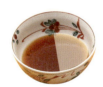

塩分 **0.9g** 減
11kcal 減
▼
メニュー合計
塩分 **3.6g**
982kcal

または

みそ汁の汁を半量残す

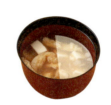

塩分 **1.0g** 減
16kcal 減
▼
メニュー合計
塩分 **3.5g**
977kcal

和食店で食べる

減塩ポイント！
漬け物は少量でも塩分が多いので、手をつけないようにしましょう。

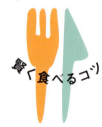
賢く食べるコツ

豚肉のしょうが焼き定食

しょうが焼きのたれが多いほど、塩分は多くなります。つけあわせにはしょうが焼きのたれをつけるようにして、調味料はかけないように。肉を残す場合は、たれが多くかかっているものを残しましょう。

塩分量を減らす食べ方

外食編…和食店で食べる

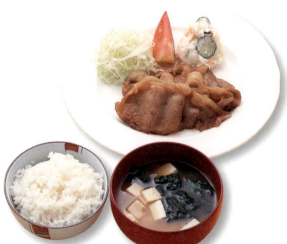

◎おもな材料と塩分、エネルギー

	塩分	エネルギー
しょうが焼き（豚ロース肉 100g）	1.6g	314kcal
キャベツ 30g	0g	7kcal
トマト 35g	0g	7kcal
ポテトサラダ 30g	0.6g	57kcal
ごはん 180g	0g	302kcal
豆腐とほうれん草のみそ汁 200g	2.0g	41kcal

塩分 4.2g　728kcal

塩分コントロールのために
これだけ残しましょう

しょうが焼きを1枚（25g）残す

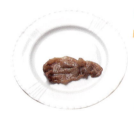

塩分 **0.4g** 減
79kcal 減
▼
メニュー合計
塩分 **3.8g**
649kcal

または

みそ汁の汁を半量残す

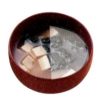

塩分 **1.0g** 減
16kcal 減
▼
メニュー合計
塩分 **3.2g**
712kcal

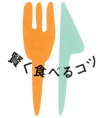

カレイの煮つけ定食

煮魚は塩分が多いので、煮汁をなるべく残すようにしましょう。副菜の漬け物や煮物、汁物は塩分が多いので、少しずつ食べて残すようにするか、どれか1品省くと全体の塩分は少なくなります。

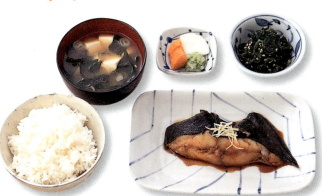

◎おもな材料と塩分、エネルギー

	塩分	エネルギー
カレイの煮つけ 140g	2.4g	179kcal
ほうれん草のごまあえ 40g	0.3g	13kcal
漬け物 20g	0.6g	7kcal
ごはん 180g	0g	302kcal
豆腐とわかめのみそ汁 200g	2.1g	41kcal

塩分 5.4g　542kcal

塩分コントロールのために
これだけ残しましょう

煮汁とカレイを1/5量残す

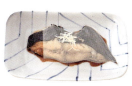

塩分 **1.0g** 減
66kcal 減
▼
メニュー合計
塩分 **4.4g**
476kcal

または

漬け物を全量、みそ汁の汁を半量残す

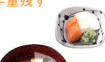

塩分 **1.6g** 減
23kcal 減
▼
メニュー合計
塩分 **3.8g**
519kcal

塩分量を減らす食べ方

外食編…和食店で食べる

和食店で食べる

減塩ポイント！
和食の定食は、しょうゆやみそを使うので塩分が多くなりがちです。

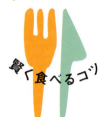
賢く食べるコツ

鶏肉の照り焼き定食

照り焼きは表面に味が集中していて、見た目ほど塩分は高くありませんが、たれをたっぷりからめてある場合は、たれを残しましょう。シジミのみそ汁は、みその塩分だけでなく、シジミからの塩分もあります。

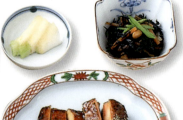

◎おもな材料と塩分、エネルギー

		塩分	エネルギー
鶏肉の照り焼き	80 g	1.9g	286kcal
ししとうがらし	10 g	0.3g	6 kcal
ひじきの五目煮	70 g	0.7g	70kcal
かぶのぬか漬け	20 g	0.4g	6 kcal
シジミのみそ汁	200 g	1.3g	25kcal
ごはん	180 g	微量	302kcal

| 塩分 4.6g | 695kcal |

塩分コントロールのために
これだけ残しましょう

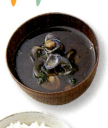

鶏肉を1切れ、ぬか漬けを全量残す

塩分 **0.8g** 減
63kcal 減
▼
メニュー合計
塩分 **3.8g**
632kcal

または

ひじきの五目煮を半量、みそ汁の汁を半量残す

塩分 **1.0g** 減
47kcal 減
▼
メニュー合計
塩分 **3.6g**
648kcal

牛丼セット

ごはんには煮汁もしみ込んでいるので、ごはんを残すと、塩分を減らせます。また紅しょうがと、みそ汁の汁とわかめを残せばさらに減塩に。

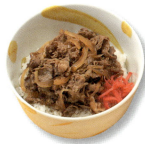
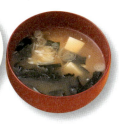

◎おもな材料と塩分、エネルギー

	塩分	エネルギー
牛丼（牛バラ肉50g、玉ねぎ25g、ごはん300g）	5.3g	847kcal
紅しょうが　10g	0.3g	5kcal
豆腐とわかめのみそ汁 200g	2.1g	41kcal

塩分 7.7g　　893kcal

塩分コントロールのために
これだけ残しましょう

牛肉とごはんを¼量、紅しょうがを全量、みそ汁の汁とわかめを全量残す

塩分 **3.5g** 減
246kcal 減
▼
メニュー合計
塩分 **4.2g**
647kcal

カツ丼セット

カツとごはんをいっしょに残すと塩分とエネルギーが同時に減らせます。また漬け物やみそ汁の汁を控えればさらに減塩に。

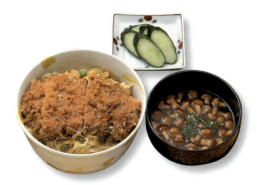

◎おもな材料と塩分、エネルギー

	塩分	エネルギー
カツ丼（豚カツ120g、卵50g、ごはん300g ほか）	3.1g	1125kcal
きゅうりのぬか漬け　30g	1.6g	8kcal
なめこのみそ汁　200g	2.0g	35kcal

塩分 6.7g　　1168kcal

塩分コントロールのために
これだけ残しましょう

カツとごはんを¼量、漬け物3切れ、みそ汁の汁を全量残す

塩分 **3.5g** 減
315kcal 減
▼
メニュー合計
塩分 **3.2g**
853kcal

洋食店で食べる

減塩ポイント！
和定食に比べると全体に塩分少なめです。バターやスープを控えると減塩に。

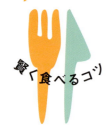
賢く食べるコツ

ハンバーグセット

ハンバーグのソース、スパゲティと野菜のソテー、パン、バター、スープと塩分を多く含んでいる料理ばかりです。効率よく塩分を減らすなら、ハンバーグとスパゲティ、パンにつけるバターを控えましょう。

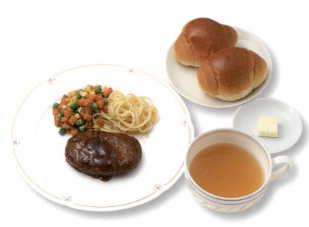

◎おもな材料と塩分、エネルギー

	塩分	エネルギー
ハンバーグ　120g	1.4g	268kcal
ハンバーグソース　20g	1.2g	24kcal
ミックスベジタブルソテー　50g	0.6g	66kcal
スパゲティソテー　50g	0.8g	104kcal
ロールパン　2個（60g）	0.7g	190kcal
バター　8g	0.2g	60kcal
コンソメスープ　200g	0.9g	5kcal

塩分 5.8g　717kcal

塩分コントロールのために
これだけ残しましょう

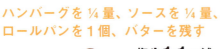

ハンバーグを¼量、ソースを¼量、ロールパンを1個、バターを残す

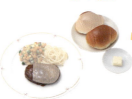

塩分 **1.1g** 減
228kcal 減
▼
メニュー合計
塩分 **4.7g**
489kcal

または

スパゲティを全量、スープを全量残す

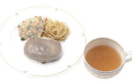

塩分 **1.7g** 減
109kcal 減
▼
メニュー合計
塩分 **4.1g**
608kcal

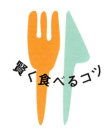

ミックスフライセット

賢く食べるゴハン

エビやイカなどの魚介類はそれ自体塩分を含んでいます。また、パンやスープも塩分高めです。満足感を得ながら効率よく塩分を減らすなら、フランスパンをライスに代え、スープを半分残しましょう。

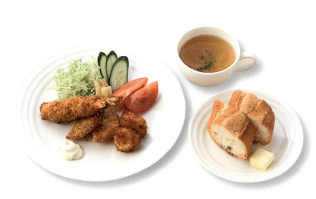

◎おもな材料と塩分、エネルギー

	塩分	エネルギー
ミックスフライ（エビ 40 g、白身魚 50 g、ホタテ貝柱 50 g）	0.5g	369kcal
キャベツ　15g	0g	3kcal
トマト　50 g	0g	10kcal
ホワイトアスパラガス　45 g	0.4g	10kcal
きゅうり　25 g	0g	4kcal
タルタルソース　20 g	0.3g	77kcal
フランスパン 2切れ（60 g）	1.0g	167kcal
バター　10 g	0.2g	75kcal
コンソメスープ　200 g	1.0g	13kcal
	塩分 3.4g	**728kcal**

塩分コントロールのために

これだけ残しましょう

白身魚フライを半量、タルタルソースを半量、フランスパンを1切れ残す

塩分 **0.8g** 減
156kcal 減
▼
メニュー合計
塩分 **2.6g**
572kcal

または

フランスパンをライス180gに代え、スープを半量残す

塩分 **1.7g** 減
53kcal プラス
▼
メニュー合計
塩分 **1.7g**
781kcal

塩分量を減らす食べ方

外食編…洋食店で食べる

洋食店で食べる

減塩ポイント！
パンは塩分を含むので、選べるときはライスにして、塩分を控えましょう。

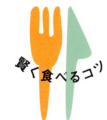
賢く食べるコツ

ポークソテーセット

ポークソテー自体はそれほど塩分が高いわけではありませんが、濃厚なソースが高塩分。ソースの量を減らしてもらったり、ソースをかけずにレモン汁をかけるなど、くふうしましょう。

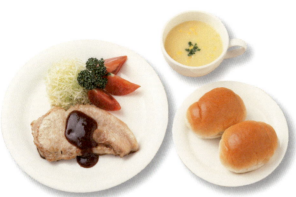

◎おもな材料と塩分、エネルギー

	塩分	エネルギー
ポークソテー　130g	1.2g	503kcal
ケチャップソース　大さじ2	2.1g	43kcal
つけ合わせ野菜　86g	0g	19kcal
コーンスープ　150mℓ	1.1g	129kcal
ロールパン　2個（60g）	0.7g	190kcal

塩分 5.1g　　884kcal

塩分コントロールのために
これだけ残しましょう

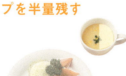

ソースをなるべく残し、コーンスープを半量残す

塩分 **2.1g** 減
115kcal 減
▼
メニュー合計
塩分 **3.0g**
769kcal

または

ロールパンをライス180gに代え、コーンスープを全量残す

塩分 **2.2g** 減
59kcal 減
▼
メニュー合計
塩分 **2.9g**
825kcal

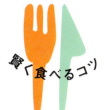

ビーフシチューセット

ビーフシチューは、洋食の中ではボリュームがあるわりに比較的塩分控えめなメニューです。塩分をさらに減らしたいときは、パンのバターを控えたり、ライスに代えるとよいでしょう。

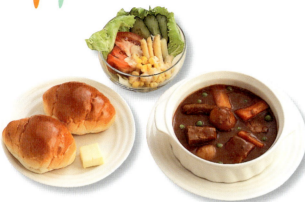

◎おもな材料と塩分、エネルギー

	塩分	エネルギー
ビーフシチュー（牛肩ロース 100g）	1.6g	480kcal
サラダ 155g	0.5g	42kcal
サウザンアイランドドレッシング 大さじ1	0.5g	58kcal
ロールパン2個（60g）	0.7g	190kcal
バター 8g	0.2g	60kcal

塩分 3.5g　830kcal

塩分コントロールのために
これだけ残しましょう

シチューのソースを少し、ドレッシングを半量、バターを全量残す

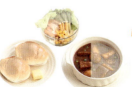

塩分 **0.4g** 減
103kcal 減
▼
メニュー合計
塩分 **3.3g**
719kcal

または

ロールパン（バターつき）をライス180gに代える

塩分 **0.9g** 減
38kcal プラス
▼
メニュー合計
塩分 **3.2g**
885kcal

塩分量を減らす食べ方

外食編…洋食店で食べる

洋食店で食べる

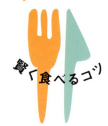
賢く食べるコツ

減塩ポイント！
食べるときにかける粉チーズやドレッシングを減らしましょう。

スパゲティミートソース

スパゲティはゆで湯に塩を加えるため、塩分を含んでいます。塩分を気にしているときは、ソースといっしょにスパゲティも控えましょう。また、サラダにかけるドレッシングを半量にすると塩分を減らせます。

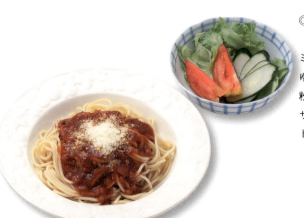

◎おもな材料と塩分、エネルギー

	塩分	エネルギー
ミートソース　280g	4.2g	283kcal
ゆでスパゲティ　250g	1.0g	373kcal
粉チーズ　6g	0.2g	29kcal
サラダ　75g	0g	12kcal
ドレッシング　大さじ1	0.5g	61kcal

| 塩分 5.9g | 758kcal |

塩分コントロールのために
これだけ残しましょう

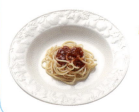

スパゲティを¼量、ミートソースを¼量残す

塩分 **1.2g** 減
165kcal 減
▼
メニュー合計
塩分 **4.7g**
593kcal

または

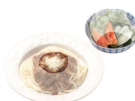

粉チーズをかけるのをやめ、サラダのドレッシングを½量にする

塩分 **0.5g** 減
60kcal 減
▼
メニュー合計
塩分 **5.4g**
698kcal

チキンマカロニグラタンセット

塩分量はそれほど多くはありませんが、バターやチーズ使っているので、食べすぎれば塩分も多くなります。マカロニも塩分を含んでいます。

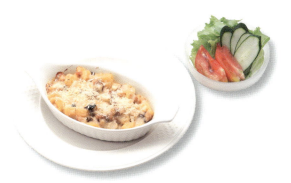

◎おもな材料と塩分、エネルギー

	塩分	エネルギー
グラタン（鶏もも肉50g、粉チーズ2g、ゆでマカロニ50g）	2.1g	351kcal
サラダ　75g	0g	12kcal
ドレッシング　大さじ1	0.5g	61kcal

塩分 2.6g　　424kcal

塩分コントロールのために
これだけ残しましょう

ドレッシングを1/2量残す

塩分 **0.3g** 減
31kcal 減
▼
メニュー合計
塩分 **2.3g**
393kcal

カレーライス

塩分はカレーの具とルーに含まれる分です。ごはんとカレーソースを少しずつ残すようにしましょう。薬味は塩分が多いので控えます。

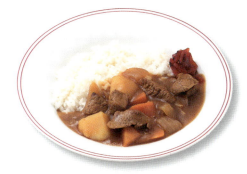

◎おもな材料と塩分、エネルギー

	塩分	エネルギー
カレー（牛肩ロース肉75g）	4.4g	562kcal
ごはん　200g	0g	336kcal
福神漬け　20g	1.0g	27kcal

塩分 5.4g　　925kcal

塩分コントロールのために
これだけ残しましょう

カレールーを1/5量、福神漬けを全量残す

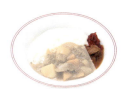

塩分 **1.9g** 減
139kcal 減
▼
メニュー合計
塩分 **3.5g**
786kcal

中国料理店で食べる

減塩ポイント！
中国料理で使う調味料は塩分の高いものが多く、全体に塩分多めです。

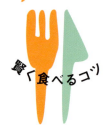
賢く食べるコツ

麻婆豆腐定食

豆腐にも味はしみていますが、ひき肉あんを残すほうがより塩分を多く減らすことができます。ザーサイは、高塩分なので手をつけないほうが賢明。料理ジャンルを問わず汁物は塩分が多いので、全部飲むのはNG。

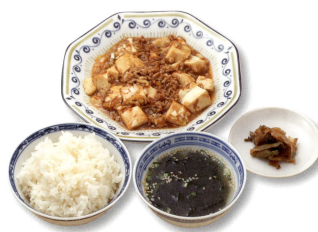

◎おもな材料と塩分、エネルギー

	塩分	エネルギー
豆腐　150g	0g	84kcal
ひき肉あん　120g	4.3g	138kcal
ザーサイ　20g	2.7g	5kcal
ごはん　180g	0g	302kcal
わかめスープ　200g	1.3g	22kcal

塩分 **8.3g**　　**551**kcal

塩分コントロールのために
これだけ残しましょう

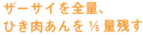

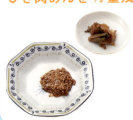

ザーサイを全量、ひき肉あんを1/3量残す
塩分 **3.5g** 減
33kcal 減
▼
メニュー合計
塩分 **4.8g**
518kcal

または

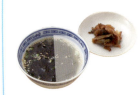

ザーサイを全量、スープを半量残す
塩分 **3.3g** 減
12kcal 減
▼
メニュー合計
塩分 **5.0g**
539kcal

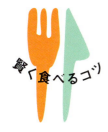

賢く食べるコツ

チャーハン・ギョーザ定食

いずれも塩分が多い料理の組み合わせなので、それぞれ少しずつ残すようにしましょう。ギョーザはすでに味がついている場合もあるので、味を確かめてから、酢じょうゆが必要かどうか考えましょう。

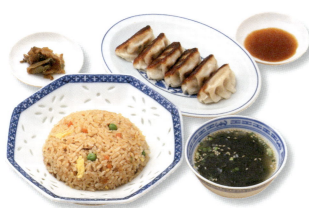

◎おもな材料と塩分、エネルギー

	塩分	エネルギー
チャーハン 200g	3.4g	541kcal
ギョーザ 6個（150g）	1.8g	406kcal
酢じょうゆ 15g	1.1g	7kcal
ザーサイ 20g	2.7g	5kcal
わかめスープ 200g	1.3g	22kcal

塩分 10.3g　　981kcal

塩分コントロールのために
これだけ残しましょう

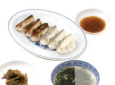

ギョーザを3個（酢じょうゆなし）、ザーサイを全量、スープを半量残す

塩分 **5.3g** 減
222kcal 減
▼
メニュー合計
塩分 5.0g
759kcal

または

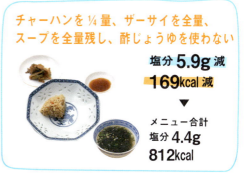

チャーハンを¼量、ザーサイを全量、スープを全量残し、酢じょうゆを使わない

塩分 **5.9g** 減
169kcal 減
▼
メニュー合計
塩分 4.4g
812kcal

中国料理店で食べる

減塩ポイント！ 材料にからんだあんや、スープやザーサイを残すようにしましょう。

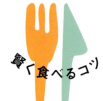
賢く食べるコツ

エビチリ定食

エビのチリソース煮は、主材料のエビ自体にも塩分があり、さらにエビをからめるあんが高塩分です。塩分を減らしたいときは、あんを残すようにしたり、高塩分のザーサイとスープで調整しましょう。

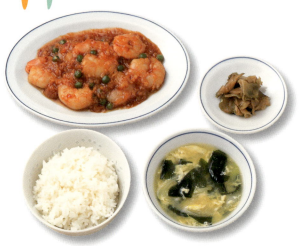

◎おもな材料と塩分、エネルギー

	塩分	エネルギー
エビ　90 g	1.3g	145kcal
チリソース（あん）　80 g	2.2g	105kcal
ザーサイ　20 g	2.1g	3kcal
わかめのかきたまスープ　200 g	1.7g	22kcal
ごはん　180 g	微量	302kcal

塩分 **7.3g** ／ **577**kcal

塩分コントロールのために
これだけ残しましょう

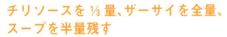

チリソースを⅓量、ザーサイを全量、スープを半量残す

塩分 **3.7g** 減　**50**kcal 減

▼
メニュー合計
塩分 **3.6g**
527kcal

または

チリソースを¼量、ザーサイを全量、スープを⅔量残す

塩分 **3.8g** 減　**45**kcal 減

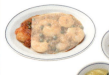

▼
メニュー合計
塩分 **3.5g**
532kcal

五目めん

汁の塩分量が多いので、できるだけ飲まないようにしましょう。めんは量が多く、塩分も含むので¼量残して調整しましょう。

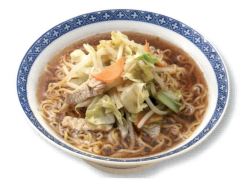

◎おもな材料と塩分、エネルギー

	塩分	エネルギー
中華めん（生） 120 g	1.2g	337kcal
豚ロース肉 35 g	0g	92kcal
キャベツ 50 g	0g	12kcal
にんじん 10 g	0g	4kcal
もやし 10 g	0g	1kcal
スープ	6.0g	129kcal

| 塩分 7.2g | 575kcal |

塩分コントロールのために
これだけ残しましょう

スープを½量、中華めんを¼量残す

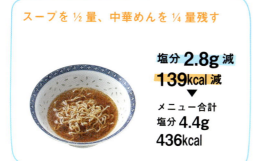

塩分 2.8g 減
139kcal 減
▼
メニュー合計
塩分 4.4g
436kcal

中華丼

外食の丼物の中では塩分控えめなほうです。塩分を減らすには、あんがしみ込んだごはんを残すのが効果的です。

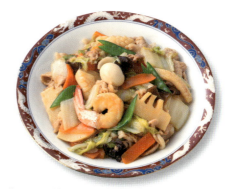

◎おもな材料と塩分、エネルギー

	塩分	エネルギー
ごはん 250 g	微量	420kcal
あん 約90 g	2.8g	33kcal
豚肉 30 g	微量	79kcal
うずらの卵 9 g	微量	16kcal
魚介類（エビ、イカ） 50 g	0.3g	44kcal
野菜 73 g	微量	16kcal

| 塩分 3.1g | 608kcal |

塩分コントロールのために
これだけ残しましょう

あんがしみ込んだごはんを¼量残す

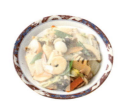

塩分 1.4g 減
121kcal 減
▼
メニュー合計
塩分 1.7g
487kcal

コンビニ弁当を食べる

減塩ポイント！
栄養表示してある商品が多いので、それを参考にするとよいでしょう。

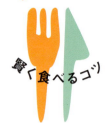

賢く食べるコツ

幕の内弁当

ごはんにも塩分が添加されている場合が多いので、エネルギーの調整も兼ね、茶わん1杯分（この弁当なら半量）を目安に残しましょう。複数ある主菜は半分ずつ食べるとエネルギーも塩分も抑えられます。

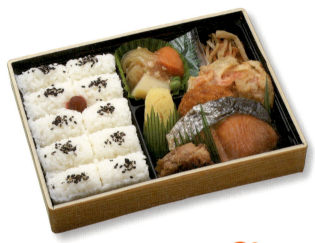

◎おもな材料と塩分、エネルギー

	塩分	エネルギー
卵焼き 16g	0.2g	20kcal
ベニザケ 50g	0.7g	83kcal
肉じゃが 36g	0.9g	55kcal
きんぴら 9g	0.2g	8kcal
鶏照り焼き 25g	0.9g	61kcal
コロッケ 30g	0.2g	84kcal
かき揚げ 20g	0.3g	83kcal
ごはん（梅干し、ごま塩）300g	1.4g	523kcal

塩分 4.8g　917kcal

column　コンビニおにぎりのデータ

ごはんに具が混ぜ込んであるおにぎりのほうが塩分多めです。ただ、白いごはんでも塩味がついているので、塩分ゼロではありません。

おにぎりの種類	塩分	エネルギー
ツナマヨ	1.1g	219kcal
タラコ	1.1g	178kcal
ベニザケ	1.4g	186kcal
昆布	1.4g	170kcal
わかめ	1.6g	174kcal
鶏五目	2.0g	200kcal
梅しそ	2.1g	215kcal

塩分コントロールのために これだけ残しましょう

サケと照り焼きを半量、ごはんを半量、梅干しを残す

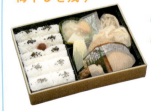

塩分 **1.6g** 減
334kcal 減
▼
メニュー合計
塩分 **3.2g**
583kcal

助六ずし

酢飯にも塩分があります。油揚げ、太巻きの具にも塩分があるので、添えてあるしょうがやしょうゆには手をつけないようにしましょう。

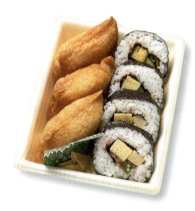

◎おもな材料と塩分、エネルギー

	塩分	エネルギー
太巻き　4個 168g	2.6g	401kcal
いなりずし　3個 141g	1.8g	306kcal
甘酢しょうが　4g	0.1g	2kcal
しょうゆ　4g	0.6g	3kcal
塩分 5.1g		**712kcal**

塩分コントロールのために
これだけ残しましょう

いなりずしを1個、太巻きを2個、しょうがとしょうゆを全量残す

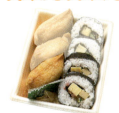

塩分 **2.6g** 減
308kcal 減
▼
メニュー合計
塩分 **2.5g**
404kcal

---

column　コンビニ定番弁当のデータ

焼きそば
塩分 **3.5g**
554kcal
紅しょうがを残す
▶塩分 **0.3g** 減

牛カルビ弁当
塩分 **3.3g**
808kcal
ごはんと肉を1/5量残す
▶塩分 **0.6g** 減

割り子そば
塩分 **2.9g**
344kcal
めんつゆを1/3量残す
▶塩分 **1.1g** 減

ハンバーグ弁当
塩分 **4.5g**
995kcal
漬け物とスパゲティケチャップあえを残す
▶塩分 **1.5g** 減

のり弁当
塩分 **3.8g**
733kcal
添付の調味料を使わない、漬け物を残す
▶塩分 **0.8g** 減

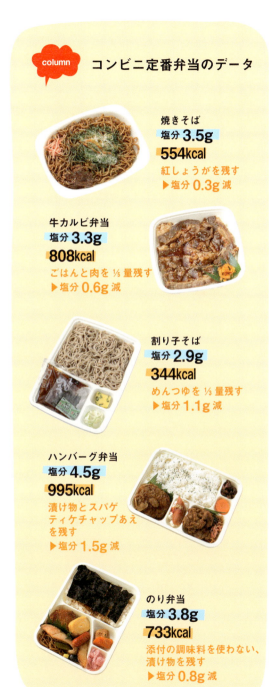

ファストフードを食べる

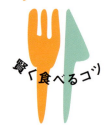
賢く食べるコツ

減塩ポイント! 照り焼き味など、和風味は塩分が多いのでサイドメニューで調整を。

フライドチキンセット

フライドチキンは肉の下味や衣に塩分が多いので、衣を残すのも減塩になります。フライドポテトはなるべく塩を落とし、ケチャップはつけないで。エネルギーのことも考慮し、半分は残したほうがよいでしょう。

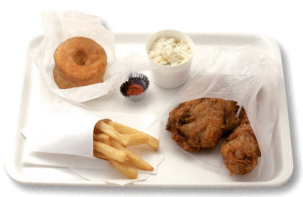

◎おもな材料と塩分、エネルギー

	塩分	エネルギー
フライドチキン2本（190g）	2.7g	381kcal
コールスローサラダ　90g	0.5g	87kcal
フライドポテト　80g	0.9g	190kcal
ビスケット　1個（55g）	0.5g	195kcal
メープルシロップ　10g	0g	26kcal

塩分 4.6g	879kcal

column ドリンクメニューのデータ

塩分は含まれていますが、栄養のバランスを考えると牛乳入りの飲料や野菜ジュースのほうがおすすめです。

ドリンクの種類と分量	塩分	エネルギー
コーヒー　150mℓ（150g）	0g	6kcal
カフェオレ　150mℓ（153g）	0.1g	40kcal
カフェモカ　150mℓ（158g）	0.1g	54kcal
キャラメルモカ　150mℓ（158g）	0.1g	52kcal
牛乳　150mℓ（155g）	0.2g	104kcal
野菜ジュース　180g	0.1g	62kcal

塩分コントロールのために
これだけ残しましょう

フライドチキンを1本、フライドポテトを2/3量残す

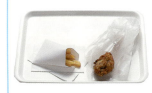

塩分 **1.9g** 減
318kcal 減

▼

メニュー合計
塩分 **2.7g**
561kcal

チーズバーガーセット

シンプルなハンバーガーが塩分はもっとも少ないです。チーズやベーコン、ソーセージ、マヨネーズなど具が増えると塩分が高くなります。

照り焼きバーガーセット

しょうゆを使った和風味のバーガーは塩分高めです。マヨネーズを入れないように注文したり、ポテトをサラダに代えて減塩しましょう。

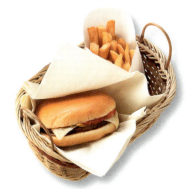

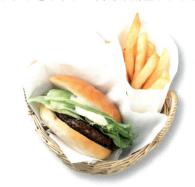

◎おもな材料と塩分、エネルギー

	塩分	エネルギー
バンズパン（バターつき）59g	0.8g	176kcal
チーズ　20 g	0.6g	68kcal
ミートパテ　35 g	0.4g	78kcal
ピクルス　7 g	0.1g	5kcal
トマトケチャップ　10 g	0.3g	12kcal
フレンチフライドポテト 100g	1.0g	237kcal
塩分 3.2g		**576kcal**

◎おもな材料と塩分、エネルギー

	塩分	エネルギー
バンズパン（バターつき）59g	0.8g	176kcal
照り焼きハンバーグ　50 g	3.2g	167kcal
マヨネーズ　10 g	0.2g	69kcal
レタス　5 g	0g	1 kcal
フレンチフライドポテト 100g	1.0g	237kcal
塩分 5.2g		**650kcal**

塩分コントロールのために
これだけ残しましょう

塩分コントロールのために
これだけ残しましょう

フレンチフライドポテトを半量残し、ケチャップを省いてもらう

塩分 **0.8g** 減
130kcal 減
▼
メニュー合計
塩分 **2.4g**
446kcal

マヨネーズを省いてもらい、フレンチフライドポテトをサラダに代える

塩分 **0.5g** 減
205kcal 減
▼
メニュー合計
塩分 **4.7g**
445kcal

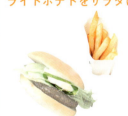

外食メニューの塩分カタログ

ビュッフェスタイルの会食や、仲間と囲む居酒屋での食事など、いろいろな料理が並んでいると、少しずつだからとつい食べすぎてしまうことも。塩分が多めのメニュー、少なめのメニューを知っておいて、賢く選んで楽しみましょう。

※参考資料：月刊『栄養と料理』（女子栄養大学出版部）／料理：清水加奈子

塩分量を減らす食べ方

外食編…外食メニューの塩分カタログ

ビュッフェメニュー

塩分の少ない順に並んでいます。

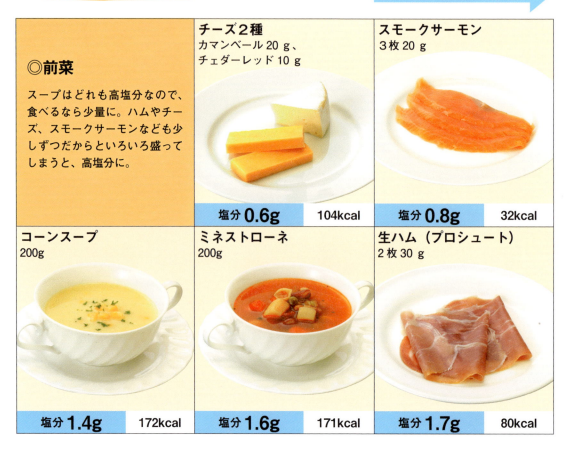

◎前菜

スープはどれも高塩分なので、食べるなら少量に。ハムやチーズ、スモークサーモンなども少しずつだからといろいろ盛ってしまうと、高塩分に。

- チーズ2種　カマンベール20ｇ、チェダーレッド10ｇ　塩分 0.6g　104kcal
- スモークサーモン　3枚 20ｇ　塩分 0.8g　32kcal
- コーンスープ　200g　塩分 1.4g　172kcal
- ミネストローネ　200g　塩分 1.6g　171kcal
- 生ハム（プロシュート）　2枚 30ｇ　塩分 1.7g　80kcal

塩分の少ない順に並んでいます。

◎主菜

洋風料理は、ソースに塩分が多いので、ソースを全部からめないようにして食べると塩分を減らせます。

魚介類のテリーヌ
40g、ソース2g
塩分 **0.5g**　186kcal

ローストビーフ
3枚45g、たれ10g
塩分 **0.9g**　110kcal

若鶏のクリームシチューパイ
鶏胸肉15g、
ホワイトシチュー75g
塩分 **1.3g**　264kcal

舌ビラメのムニエル バターソース
1枚100g、バターソース30g
塩分 **1.9g**　381kcal

ローストチキン
鶏骨つきもも肉1本174g
塩分 **2.0g**　440kcal

フライドチキン
鶏骨つきもも肉2切れ180g
塩分 **2.5g**　552kcal

ハンバーグ
1個145g
デミグラスソース70g
塩分 **2.6g**　395kcal

column

ビュッフェスタイルの料理の選び方

ビュッフェスタイルでは1皿の量が少ないので、つい多品目に手を出しがちです。前菜も主菜も直径20cmくらいの皿にのる量で各1皿分を目安にし、スープは避けましょう。主菜で別にソースをかけたりする場合は、少なめに。

塩分の少ない順に並んでいます。

◎主食

バターやソースを使った料理が多く、高塩分で高エネルギーです。パンも高塩分なので、食べすぎに注意しましょう。

サンドイッチ
（卵とハム、レタスとトマト）
小2切れ 50 g
塩分 0.6g　137kcal

ガーリックトースト
フランスパン 40 g、バター 5 g
塩分 1.0g　150kcal

ピザマルゲリータ
1/8切れ 60 g
塩分 1.1g　226kcal

グラタン
200 g
塩分 1.8g　266kcal

スパゲティジェノバソース
スパゲティ 100 g、ソース 30 g
塩分 2.0g　575kcal

ラザニア
110 g
塩分 2.4g　291kcal

ペンネトマトソース
ペンネ 80 g、トマトソース 60 g
塩分 2.5g　329kcal

column

ビュッフェスタイルの主食の選び方

シンプルなパンやライスがあればそれを選ぶのが無難です。パスタ料理はパスタにもソースにも塩分があるので、食べるなら、少量を楽しんで。写真にはありませんが、すしも酢飯に塩分があるので、注意が必要です。

塩分の少ない順に並んでいます。

◎デザート

甘いデザートは塩分の心配はないように思いますが、チーズやバターを使ったものには塩分があります。

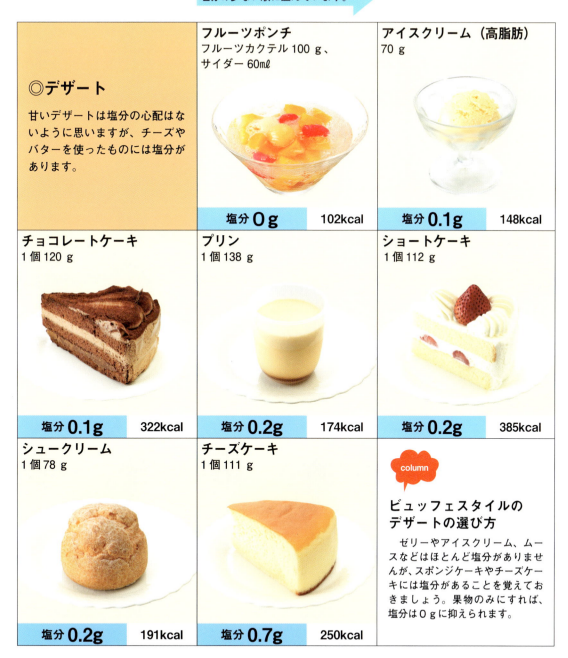

フルーツポンチ
フルーツカクテル100g、サイダー60mℓ
塩分 0g　102kcal

アイスクリーム（高脂肪）
70g
塩分 0.1g　148kcal

チョコレートケーキ
1個 120g
塩分 0.1g　322kcal

プリン
1個 138g
塩分 0.2g　174kcal

ショートケーキ
1個 112g
塩分 0.2g　385kcal

シュークリーム
1個 78g
塩分 0.2g　191kcal

チーズケーキ
1個 111g
塩分 0.7g　250kcal

column
ビュッフェスタイルのデザートの選び方

ゼリーやアイスクリーム、ムースなどはほとんど塩分がありませんが、スポンジケーキやチーズケーキには塩分があることを覚えておきましょう。果物のみにすれば、塩分は０gに抑えられます。

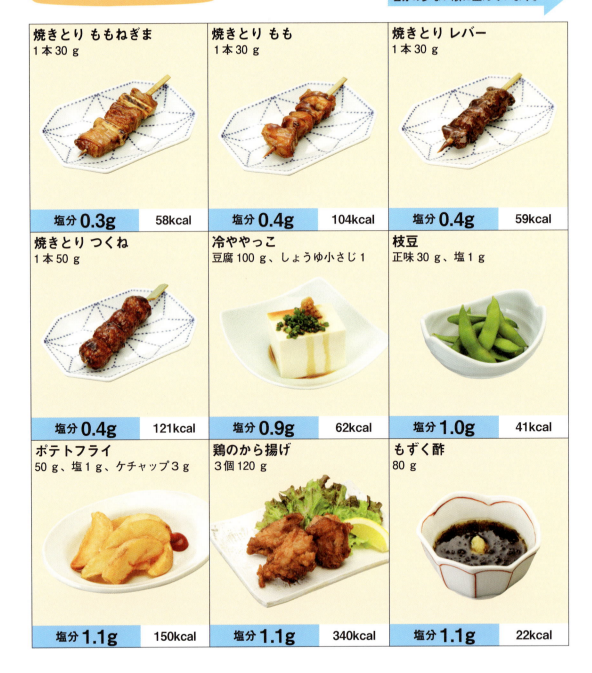

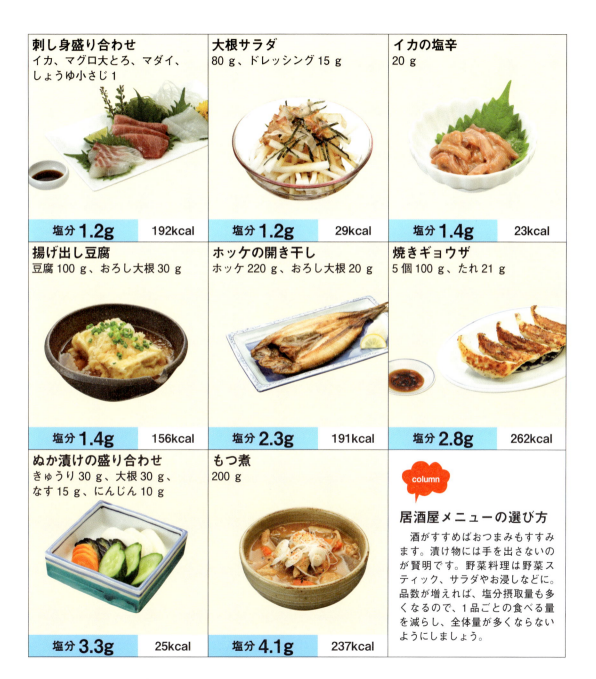

料理	内容	塩分	kcal
刺し身盛り合わせ	イカ、マグロ大とろ、マダイ、しょうゆ小さじ1	1.2g	192kcal
大根サラダ	80g、ドレッシング15g	1.2g	29kcal
イカの塩辛	20g	1.4g	23kcal
揚げ出し豆腐	豆腐100g、おろし大根30g	1.4g	156kcal
ホッケの開き干し	ホッケ220g、おろし大根20g	2.3g	191kcal
焼きギョウザ	5個100g、たれ21g	2.8g	262kcal
ぬか漬けの盛り合わせ	きゅうり30g、大根30g、なす15g、にんじん10g	3.3g	25kcal
もつ煮	200g	4.1g	237kcal

column

居酒屋メニューの選び方

　酒がすすめばおつまみもすすみます。漬け物には手を出さないのが賢明です。野菜料理は野菜スティック、サラダやお浸しなどに。品数が増えれば、塩分摂取量も多くなるので、1品ごとの食べる量を減らし、全体量が多くならないようにしましょう。

減塩アイディア ④

おいしいから実践できる減塩のくふう 10

「減塩したいけどおいしくないから…」という人のために、無理なくできる減塩のくふうを紹介します。できそうなところから試してみてください。

1. ゆで卵につける塩は、1回だけにする

※皿に塩を入れ、ゆで卵を塩に3回つける（1回あたり0.6ｇ）場合と比べて算出。

⇒ 塩分 **1.2g** 減

2. パンにつけるマーガリンをジャムに代える

※マーガリン小さじ2（8ｇ）で算出。同量のジャムは塩分0ｇ。

⇒ 塩分 **0.1g** 減

3. おにぎりを作るときに、塩ではなく、塩水をつけてにぎる

※1個につき塩少量（0.5ｇ）つけるところを、2.5％塩水を少量つけてにぎった場合と比べて算出。

⇒ 塩分 **0.2g** 減

4. すしについている甘酢しょうがを食べるのをやめる

※甘酢しょうが5ｇで算出。

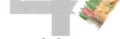

⇒ 塩分 **0.2g** 減

5. スパゲティに粉チーズをかけるのをやめる

※粉チーズ小さじ1（2ｇ）で算出。

⇒ 塩分 **0.1g** 減

6. 焼きそばやお好み焼きについている紅しょうがを食べるのをやめる

※紅しょうが4ｇで算出。

⇒ 塩分 **0.3g** 減

7. カレーといっしょに薬味を食べるのをやめる

※福神漬け15ｇで算出。

⇒ 塩分 **0.8g** 減

8. おやつのせんべいをまんじゅうに代える

※しょうゆせんべい2枚（46ｇ）をまんじゅう1個（35ｇ）に代えた場合で算出。

⇒ 塩分 **0.4g** 減

9. 赤飯にごま塩をふるのをやめる

※ごまと塩が同量のごま塩小さじ½で算出。

⇒ 塩分 **1.5g** 減

10. 食卓に調味料を置かない

※食卓にあるとつい味を足してしまうもの。塩ひとふりで塩分0.6ｇ、しょうゆひと差し（小さじ½）で塩分0.4ｇに。

※参考資料：月刊『栄養と料理』（女子栄養大学出版部）

適塩、減塩の
おいしい料理の作り方

調理で使った塩は、すべて口に入るわけではありません。
そこで、実際に口に入る1人分の塩分量を算出しました。
このデータをもとに、適塩に、減塩に料理を作るコツを提案します。

データ作成・指導◎松田康子
参考資料：月刊『栄養と料理』（女子栄養大学出版部）

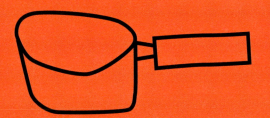

調味料やだしの
使い方で
塩分量が変わります

【おことわり】
●吸塩量、吸塩率とは
　材料が吸収した塩分と材料に付着している塩分の合計を「吸塩量」、加えた塩分に対する吸塩量の割合を「吸塩率」としました。
●塩分量の測定について
　食材に適した方法で、電導度式のデジタル塩分計を使って測定しました。

※材料表の塩は、精製塩（さらさらした塩、小さじ1＝6g）を使用しました。

里芋の白煮

> だしの量と煮汁の残し方で塩分量が変わります

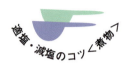
適塩・減塩のコツ〈煮物〉

適塩に仕上げたい場合は、里芋の重量の100％のだしで5分煮て、1.0％塩分の調味料を加えてさらに20分煮るのがおすすめ。口に入る塩分量は加えた調味料の約70％になります。

減塩したい場合は、だしを里芋の重量の150％に増やし（調味料の量は同じ）、煮汁を残すように仕上げると口に入る塩分量は少なくなり、加えた調味料の約36％になります。

適塩レシピ

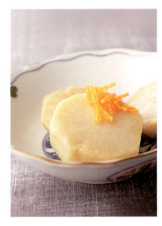

材料／2人分
- 里芋 …………………………… 200g
- だし …………… 200g＜塩分0.56g＞ ←里芋の重量の100％
- 酒 ………………………… 大さじ1（15g）
- 砂糖 ……………………… 小さじ2（6g）
- みりん …………………… 小さじ2（12g）
- 塩 ……………… ミニスプーン1¼（1.5g） ←里芋の1.0％塩分
- しょうゆ … 小さじ½強（3.5g）＜塩分0.5g＞
- ゆずの皮のせん切り ……………………… 3g

作り方
① 里芋は皮をむき、輪切りにする。5分ほどゆでて、水で洗ってぬめりをとる。
② なべにだしを入れて火にかけ、沸騰したら里芋を加えて5分ほど煮る。
③ 煮汁の調味料を入れて紙ぶたをし、途中で煮汁をまわしかけながら20分ほど煮る。
④ 器に盛り、ゆずの皮を飾る。

減塩レシピ だし多め

だしの量を300g（里芋の重量に対して150％）に変更する。

里芋の白煮の塩分量
里芋100g（1人分）に対して

	適塩レシピ だし100％	減塩レシピ だし150％ だし多め
加えた塩分量	塩分 1.29g （調味料の塩分1.01g＋だしの塩分0.28g）	塩分 1.43g （調味料の塩分1.01g＋だしの塩分0.42g）
でき上がりの塩分量	塩分 0.88g 吸塩率 68.2％	塩分 0.52g 吸塩率 36.4％

だしの量を変えて塩分量を比べてみました

実験してみました

白煮とは、里芋など白い素材の色と風味を生かして仕上げる煮物です。だしを里芋の重量100gに対して、100g（100％）、150g（150％）で煮、仕上がった里芋の塩分量を調べました。

> 仕上がりの塩分量は0.88gで、使った調味料の68.2％に相当します。塩加減もちょうどよく仕上がりました。

> ややうす味に感じましたが、里芋が煮汁をたっぷり吸い、やわらかく仕上がりました。

適塩レシピ
だし100％

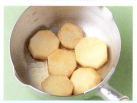

減塩レシピ
だし150％

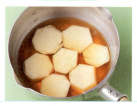

加えた塩分量	調味料の塩分量 ＋ だしの塩分量 ⇩ 煮汁の塩分量	1.0％塩分（1.01g） ＋ だし100％（100g、塩分0.28g） ⇩ **塩分 1.29g**	1.0％塩分（1.01g） ＋ だし150％（150g、塩分0.42g） ⇩ **塩分 1.43g**
でき上がりの塩分量	煮上がり後の里芋の吸塩量 ＋ 口に入った煮汁の塩分量 ⇩ 口に入った全塩分量と吸塩率	0.64g ＋ 0.24g ⇩ **塩分 0.88g** **吸塩率 68.2％**	0.43g ＋ 0.09g ⇩ **塩分 0.52g** **吸塩率 36.4％**

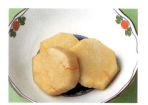

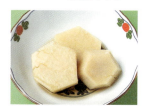

> だしの量と煮汁の残し方で塩分量が変わります

かぼちゃの煮物

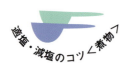
適塩・減塩のコツ〈煮物〉

適塩に仕上げる場合はかぼちゃの重量の75%のだし汁（だし＋水）と0.8%塩分の調味料の煮汁で12〜15分煮て火を通し、10分間おいて味を含ませるのがおすすめ。口に入る塩分量は加えた調味料の85%になります。
減塩したい場合は、だし汁をかぼちゃの重量の100%に増やし、煮汁を残すように仕上げます。口に入る塩分量は加えた調味料の約29%になります。

適塩レシピ

材料／2人分

かぼちゃ	200g
だし	75g＜塩分0.08g＞ ←かぼちゃの重量の75% だし：水＝1：1
水	75g
酒	大さじ½（7.5g）
砂糖	大さじ⅔（6g）
みりん	大さじ1（18g）
塩	ミニスプーン1弱（1g） ←かぼちゃの0.8%塩分
しょうゆ	小さじ⅔強（4.2g）＜塩分0.6g＞

作り方
① かぼちゃは種とわたをとり除く。皮を数か所まだらにむき、3cm角に切る。
② なべに煮汁の材料を入れて火にかけ、沸騰したらかぼちゃの皮を下にして並べ入れる。
③ 再沸騰したら弱火にする。紙ぶたをし、さらにふたをして12〜15分煮る。竹串を刺して、火が通っていたら火を消す。
④ ふたをはずして10分ほどおき、味を含ませる。

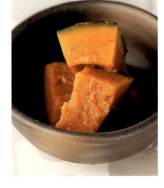

減塩レシピ だし多め

だし汁を200g（だし100g＋水100g、かぼちゃの重量に対して100%）に変更する。

かぼちゃの煮物の塩分量
かぼちゃ100g（1人分）に対して

	適塩レシピ だし75%	減塩レシピ だし多め だし100%
加えた塩分量	塩分 **0.84g** （調味料の塩分0.8g＋だしの塩分0.04g）	塩分 **0.85g** （調味料の塩分0.8g＋だしの塩分0.05g）
でき上がりの塩分量	塩分 **0.71g** 吸塩率85%	塩分 **0.25g** 吸塩率29%

> だしの量と煮汁の残し方で塩分量が変わります

肉じゃが

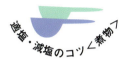
適塩・減塩のコツ〈煮物〉

適塩に仕上げたい場合は、具の重量の50％のだしと、1.0％塩分の調味料の煮汁で20分ほど煮るのがおすすめ。口に入る塩分量は加えた調味料の100％になります。
減塩したい場合は、調味料の量は同じで、だしの分量を具に対して100％に増やします。口に入る塩分量は加えた調味料の65％になります。

材料／2人分
- じゃが芋 …………………………………… 200g
- 玉ねぎ・にんじん・しらたき …………… 各50g
- 牛肩ロース薄切り肉 ……………………… 50g
- サラダ油 …………………… 小さじ⅓強（1.5g）
- さやいんげん（青み、筋を除く）………… 10g
- ┌ だし ……………… 200g＜塩分0.4g＞
- │ 酒 ………………………… 大さじ1（15g）
- │ しょうゆ … 大さじ1½強（27.6g）＜塩分4.0g＞
- └ 砂糖 ……………… 大さじ1½強（16g）

←具（さやいんげん除く）の重量の50％
←具の1％塩分

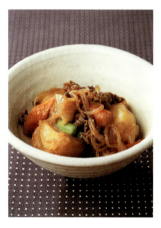

適塩レシピ

減塩レシピ だし多め

だしを400g（さやいんげんを除いた具の重量に対して100％）に変更する。

作り方
① じゃが芋は6〜8等分の大きさに切り、水で洗い、水けをきる。牛肉は一口大に切る。
② にんじんは食べやすい大きさの乱切りにする。玉ねぎはくし形に切る。しらたきは食べやすい長さに切る。さやいんげんはさっとゆでて、食べやすい長さに切る。
③ なべに油を熱し、牛肉をいためる。玉ねぎ、にんじん、じゃが芋を加えていためる。しらたき、だし、調味料を加えてふたをし、強火で煮る。
④ 煮汁がほぼなくなり、じゃが芋がやわらかくなるまで20分ほど煮て、さやいんげんを加える。

肉じゃがの塩分量
肉じゃがの具（さやいんげんを除く）200g（1人分）に対して

	適塩レシピ だし50％	減塩レシピ だし多め だし100％
加えた塩分量	塩分 2.2g （調味料の塩分2.0g＋だしの塩分0.2g）	塩分 2.4g （調味料の塩分2.0g＋だしの塩分0.4g）
でき上がりの塩分量	塩分 2.20g 吸塩率 100％	塩分 1.55g 吸塩率 65％

適塩、減塩料理の作り方

煮物

> 当日か翌日に食べるなら、調味料を控えて OK

いりどり

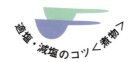
適塩・減塩のコツ〈煮物〉

数日作りおく場合は、保存性の面や味がぼけないようにと濃い味（2.0％塩分）に仕上げるようです。しかし、作った当日から翌日に食べる場合は、1.2％塩分の煮汁で 20 分ほど煮るのが適塩でおすすめです。

適塩レシピ

材料／2 人分

```
鶏胸肉 ································· 50 g
  サラダ油 ·················· 小さじ1弱（3 g）
a ┌ しょうゆ ····· 小さじ1弱（5.2 g）＜塩分 0.75 g＞  ← 鶏肉の 1.5％塩分
  └ みりん ·················· 小さじ1（6 g）
  ┌ にんじん・ごぼう ·············· 各 30 g
  │ れんこん ························ 40 g
b │ 干ししいたけ（もどす）2枚（4 g、もどして 20 g）   ＝ 170 g
  └ こんにゃく ······················ 50 g
さやえんどう（青み、筋を除く）············ 15 g
┌ だし ····· ½ カップ弱（85 g）＜塩分 0.17 g＞  ← b の重量の 50％
│ 砂糖 ···················· 大さじ1強（10 g）
│ 塩 ················· ミニスプーン½強（0.7 g）
└ しょうゆ ···· 小さじ1½（9 g）＜塩分 1.3 g＞   ← b の 1.2％塩分
```

作り方
① 鶏肉は一口大、にんじんは乱切りにする。ごぼうは皮をこそげて除き、皮をむいたれんこんとともに乱切りにして水にさらす。こんにゃくは一口大にちぎる。しいたけは軸を除いて 2～3 つのそぎ切りにする。
② さやえんどうは塩ゆでする。
③ なべに油を熱して鶏肉をいため、色が変わったら肉を取り出して a をからめる。
④ ③のなべに残りの食材をすべて入れてさっといため、だしを加えて 5 分煮る。調味料を加えて 10 分煮たら肉を戻し入れてさらに 5 分煮る。
⑤ なべをまわすように動かして煮汁を煮からめ、最後にさやえんどうを入れてひと混ぜして火を消す。

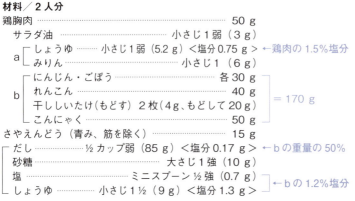

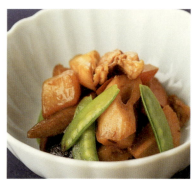

いりどりの塩分量

いりどりの具（鶏肉とさやえんどうを除く）85 g（1 人分）に対して

適塩レシピ

だし 50％

加えた塩分量 | 塩分 **1.5g**
（調味料の塩分 1.4 g ＋ だしの塩分 0.1 g）

でき上がりの塩分量 | 塩分 **1.5g**
吸塩率 100％

column
いりどりを 2.0％塩分で作った場合は…

正月のおせち料理などで数日作りおく場合は、日もちするように塩分を多めに、濃い味に仕上げると味がぼけません。一般的な味つけは 2.0％塩分なので、上記の「適塩レシピ」の煮汁を 2.0％塩分にすると、でき上がりの塩分量は、1 人分 2.2 g となります。

> 調味料を減らし、豚肉は大きめに切って吸塩量を少なく

豚肉の角煮

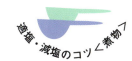
適塩・減塩のコツ＜煮物＞

豚肉の角煮は、従来のレシピの2.5％塩分では味が濃いため、1.5％塩分に減らしました。また、豚肉の切り方は大きめのほうが吸塩量が少なく、適塩でおすすめです。

適塩レシピ

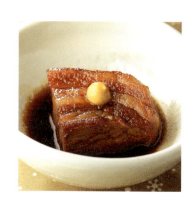

材料／4人分

豚バラかたまり肉 ……………………… 500 g
香味野菜
　┌ ねぎ（青い部分、5cm長さに切る）…… 25 g
　├ にんにく ……………………… 1かけ（15 g）
　└ しょうがの薄切り ……………………… 20 g
煮汁
　┌ 酒 ……………………… 50 g ←豚肉の重量の10％
　├ 砂糖 ……………………… 40 g
　└ しょうゆ ……………… 52 g＜塩分7.5 g＞ ←豚肉の1.5％塩分
練りがらし ……………………… 適量

作り方

①フッ素樹脂加工のフライパンを熱し、豚肉の全面がきつね色になるまで焼く。
②なべに肉がつかる程度の水（分量外）と香味野菜を入れて火にかけ、温まったら①の肉を入れる。沸騰後、落としぶたをして1時間半～2時間下ゆでする。肉がつねに湯につかっているように、水を足しながらゆでる。
③火を消し、あら熱がとれたら、ゆで汁の表面に密着するようにラップをして、さます。脂が白くかたまったら、そっとラップをはがし、脂ごととり除く。
④肉をとり出し4切れに切る。
⑤③のゆで汁に④の肉を戻し、煮汁の調味料を入れて中火にかける。全体に均一に味がしみるように、煮汁をかけながら弱火で30～40分、煮汁が少し残る程度に煮る。
⑥器に角煮を盛り、煮汁を大さじ1ずつかけ、からしをのせる。

豚肉の角煮の塩分量 豚肉125 g（1人分）に対して	適塩レシピ
加えた塩分量	塩分 **1.9g** （しょうゆ13 g）
でき上がりの塩分量	塩分 **0.8g** 吸塩率44％ ↓ 煮汁15 g（塩分0.4 g）を加えて 塩分 **1.2g**

column

角煮の脂の溶出量は…

　角煮は塩分だけでなく、エネルギーも高い料理です。下焼きや下ゆですることで余分な脂を除きましょう。上記レシピの場合、豚バラ肉500 g（4人分）あたり、下焼きで脂17g、下ゆでで脂35 g、あわせて52 gの脂が抜けました。エネルギーに換算すると、489kcal分減ったことになります。

竹の子の煮物

仕上げに追いガツオすると減塩に仕上がります

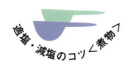
適塩・減塩のコツ〈煮物〉

竹の子の重量の100%のだしで5分煮て、1.2%塩分の調味料を加えてさらに15分煮るのが適塩でおすすめです。煮ている途中で削りガツオを加える（追いガツオ）ほうが、削りガツオを加えない場合よりも煮汁や竹の子の塩分濃度が低く仕上がり、削りガツオの風味やうま味も増します。

適塩・減塩レシピ

材料／2人分（追いガツオあり）

- ゆで竹の子 ……………………… 200 g
- 煮汁
  - だし ……… 200 g＜塩分0.56 g＞ ←竹の子の重量の100％
  - 酒 ……………………… 大さじ1（15 g）
  - 砂糖 …………………… 小さじ1⅓（4 g）
  - みりん ………………… 小さじ1（6 g）
  - 塩 …………… ミニスプーン1強（1.4 g）
- うす口しょうゆ
  - ……… 小さじ1強（6.3 g）＜塩分1.01 g＞
  ←竹の子の1.2％塩分
- 削りガツオ ……………………… 5 g
- 木の芽 …………………………… 適量

作り方

① ゆで竹の子は穂先を4〜5cmに切って縦4〜6等分のくし形に切る。下の部分は1.5cm厚さに切って2〜3等分にし、食べやすい大きさに切る。2〜3分ゆでて湯をきる。
② なべにだしと竹の子を入れ、沸騰してから5分煮る。
③ 調味料を加え、なべにキッチンペーパーを広げる。上に削りガツオをのせて15分煮る。
④ 削りガツオとキッチンペーパーをとり除いて器に盛り、木の芽を飾る。

竹の子の煮物の塩分量
竹の子100 g（1人分）に対して

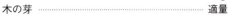
適塩・減塩レシピ

	だし100％
加えた塩分量	塩分 **1.49g** （調味料の塩分1.21 g＋だしの塩分0.28 g）
でき上がりの塩分量	塩分 **1.0g** 吸塩率 67.1％

追いガツオなしの場合は… column

　上記と同じ材料、作り方でも追いガツオをしない場合は、仕上がりの塩分量が多くなります。でき上がりの竹の子の塩分量は1.2 g（吸塩率83.2％）、さらに煮汁の塩分が0.04 g加わり、口に入る量としては、塩分1.24 gとなります。

> 汁けがなくなるまで煮る場合は加える調味料を減らします

ひじきの煮物

材料の重量の70〜100%のだしに1.2%塩分の調味料を加えた煮汁で20分煮るのが適塩でおすすめです。減塩したい場合は、1.0%塩分の調味料で作ると塩分を減らせます。

適塩レシピ

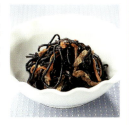

材料／2人分
長ひじき	乾20g（もどして130g）
油揚げ	½枚（10g）
にんじん	30g
煮汁 だし	140g＜塩分0.39g＞ ←材料の重量の70〜100%
酒	大さじ1（15g）
砂糖	小さじ2強（7g）
しょうゆ	大さじ1弱（14.1g）
	＜塩分2.04g＞ ←材料の1.2%塩分

作り方
①ひじきは水に浸してもどし、ざるにあげて水けをきる。油揚げは湯にさっと通して油抜きし、2cm幅に切る。にんじんは太めのせん切りにする。
②なべに煮汁の材料を加えて火にかける。煮汁が温まったら①を加えて紙ぶたをし、汁けがなくなるまで20分ほど煮る。

切り干し大根の煮物

材料の重量の70〜100%のだしに1.2%塩分の調味料を加えた煮汁で、汁けがなくなるまで15分煮るのが適塩でおすすめです。

適塩レシピ

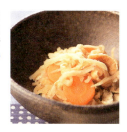

材料／2人分
切り干し大根	乾30g（もどして100g）
油揚げ	1枚（20g）
にんじん	40g
煮汁 だし	150g＜塩分0.42g＞ ←材料の重量の70〜100%
砂糖	大さじ1弱（8g）
塩	ミニスプーン¾（0.9g）
しょうゆ	小さじ1強（6.9g） ←材料の1.2%塩分
	＜塩分1.00g＞
サラダ油	小さじ1（4g）

作り方
①切り干し大根は水に20分浸してもどし、ざるにあげて水けをきる。油揚げは湯にさっと通して油抜きし、半分にして2cm幅に切る。にんじんは輪切りにする。
②なべに油を熱し、①を加えていためる。煮汁の材料を入れて紙ぶたをし、汁けがなくなるまで15分ほど煮る。

ひじきの煮物の塩分量
材料85g（1人分）に対して

適塩レシピ

加えた塩分量	塩分 **1.22g**（調味料の塩分1.02g＋だしの塩分0.20g）
でき上がりの塩分量	塩分 **1.18g** 吸塩率 96.7%

切り干し大根の煮物の塩分量
材料80g（1人分）に対して

適塩レシピ

加えた塩分量	塩分 **1.16g**（調味料の塩分0.95g＋だしの塩分0.21g）
でき上がりの塩分量	塩分 **1.10g** 吸塩率 94.8%

サバのみそ煮

煮汁の量と加熱時間で味わいが変わります

適塩・減塩のコツ＜煮魚＞

魚の重量の1.5％塩分のみそを使い、70％重量の水と酒を使った煮汁で12〜15分煮るのが適塩でおすすめです。ただし、みその量は同量で、煮汁の水と酒の量を魚の重量の100％に増やし、倍の時間を煮ても塩分量は大差なく、適塩です。前者はあっさり味、後者はこっくり味に仕上がります。

適塩レシピ① 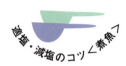 あっさり味

材料／2人分

サバ（切り身、骨を除く）	2切れ（200 g）
煮汁┌ 水	95 g ←魚の重量の70％、水：酒≒2：1
│ 酒	5 g
│ 砂糖	16 g
│ 淡色辛みそ（信州みそ）	25 g＜塩分3.0 g＞ ←魚の1.5％塩分
└ しょうがの薄切り	3枚
しょうが（針しょうが）	2 g

作り方
①サバは皮目側に切り目を入れる。
②なべに煮汁の材料を入れて火にかけ、温まったらサバを入れる。沸騰したら落としぶたをし、中火で12〜15分煮る（途中で2、3回、煮汁を魚にまわしかけながら煮る）。
③サバを器に盛り、煮汁を1人分大さじ1強（20 g）ずつかけ、針しょうがを天盛りにする。

適塩レシピ② こっくり味

水を135g、酒を65g（魚の重量の100％）にし、24〜30分煮る。

サバのみそ煮の塩分量
サバ1切れ100 g（1人分）に対して

	適塩レシピ① あっさり味 煮汁70％	適塩レシピ② こっくり味 煮汁100％
加えた塩分量	塩分 **1.5g** （みそ12.5 g）	塩分 **1.5g** （みそ12.5 g）
でき上がりの塩分量	塩分 **1.15g** （サバの吸塩量 0.35 g ＋煮汁の塩分 0.80 g） 吸塩率 **77％** ↓ サバの塩分 0.4g を加えて 塩分 **1.55g**	塩分 **1.17g** （サバの吸塩量 0.45 g ＋煮汁の塩分 0.72 g） 吸塩率 **78％** ↓ サバの塩分 0.4g を加えて 塩分 **1.57g**

> 従来よりも調味料を減らした減塩レシピです

アジの煮つけ

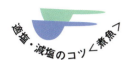
適塩・減塩のコツ＜煮魚＞

一尾魚の場合は下処理後、つまり、ぜいごやえら、内臓などを除いた重量（処理前の 80〜90％）に対して調味します。アジの煮つけは、従来のレシピは下処理後の重量の 2％塩分の煮汁で調味するものが多かったのですが、1.5％塩分に減らし、約 70％重量の煮汁（水と酒）で 15〜18 分煮るのが適塩でした。

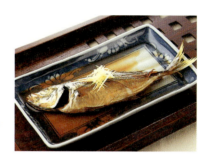

適塩・減塩レシピ

材料／2 人分
- アジ ……… 尾頭つき 2 尾 240 g（下処理後 210 g）
- 煮汁
  - 水 ……………… ½ カップ強（105 g）　←魚の重量の約 70％、水：酒＝7：3
  - 酒 ……………… 大さじ 3（45 g）
  - 砂糖 …………… 大さじ 1⅓（12 g）
  - しょうゆ …… 大さじ 1¼（22 g）＜塩分 3.2 g＞　←魚の 1.5％塩分
  - しょうがの薄切り ……………… 3 枚
- しょうが（針しょうが）……………… 2 g

作り方
① アジはぜいごを除き、えらと内臓をとり除いて水で洗い、水けをふく。表の皮目に切り目を入れる。
② なべに煮汁の材料を入れて火にかけ、温まったらアジを入れる。沸騰したら落としぶたをし、中火で 15〜18 分煮る（途中で 2、3 回、煮汁をまわしかけながら煮る）。
③ 器にアジを盛り、煮汁を約大さじ 1½（25 g）ずつかける。針しょうがを天盛りにする。

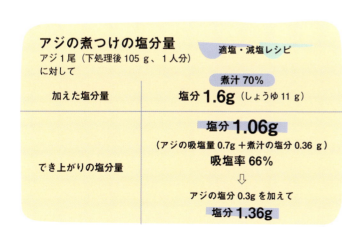

アジの煮つけの塩分量　適塩・減塩レシピ

アジ 1 尾（下処理後 105 g、1 人分）に対して

	煮汁 70％
加えた塩分量	塩分 **1.6g**（しょうゆ 11 g）
でき上がりの塩分量	塩分 **1.06g**（アジの吸塩量 0.7g ＋ 煮汁の塩分 0.36 g）吸塩率 66％ ⇩ アジの塩分 0.3g を加えて 塩分 **1.36g**

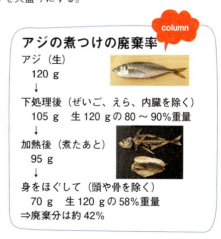

column　アジの煮つけの廃棄率

- アジ（生）　120 g
- 下処理後（ぜいご、えら、内臓を除く）　105 g　生 120 g の 80〜90％重量
- 加熱後（煮たあと）　95 g
- 身をほぐして（頭や骨を除く）　70 g　生 120 g の 58％重量
- ⇒廃棄分は約 42％

> 塩をして長くおくほうが、吸塩率は低くなります

アジの塩焼き

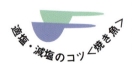

塩をしておく時間は5分よりも30分のほうが吸塩率は低くなります。長くおいて魚から出た水分といっしょに塩もふき取ってしまうようです。塩の量は、従来のレシピの2.0％塩分では表面に塩が残って塩辛いため1.5％塩分に減らしたところ、魚の表面で塩がとけ、適塩の仕上がりでした。

適塩レシピ

材料／1人分

- アジ ……… 1尾（160 g、下処理後130 g）
- 塩 ……… 小さじ⅓（2g） ←下処理後のアジの1.5％塩分
- おろし大根 ……… 10 g
- しょうゆ ……… 少量

作り方

① アジはうろこ、ぜいご、えら、はらわたを除き、流水下できれいに掃除する。
② まな板にラップを敷いて①のアジを置き、塩を両面にまんべんなくふる。
③ そのまま5分おき、水分をふきとる。表の皮目に切り目を入れる。
④ 予熱しておいたグリルの焼き網に、アジを盛りつけるときに表になる側を上にしてのせ、焼き色がつくまで中火で5〜6分焼く。裏返し、5〜6分同様に焼く。
⑤ 皿に盛り、おろし大根を添え、しょうゆを数滴垂らす。

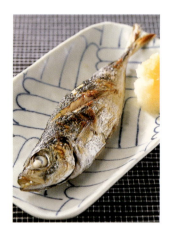

減塩レシピ

作り方③で塩をふってから、30分おいて水分をふきとる。

アジの塩焼き　ふり塩の塩分量
アジ1尾下処理後130 g（1人分）に対して

	適塩レシピ ふり塩1.5％	減塩レシピ ふり塩1.5％
加えた塩分量（ふり塩）	塩分 2.0g	塩分 2.0g
塩をしておく時間	5分 水分をふきとる	30分 水分をふきとる
アジについた塩分	塩分 0.46g 吸塩率23％	塩分 0.16g 吸塩率8％

塩をしておく時間が短いと、ふっくらと仕上がります

サンマの塩焼き

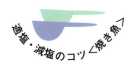
適塩・減塩のコツ 焼き魚

従来のレシピの 1.0％塩分よりも少ない 0.5％塩分にしたところ、5 分おいたものでも塩味をしっかり感じ、ふっくらとした食感に仕上がりました。味や塩分を考えると、0.5％塩分が適塩で、減塩といえます。ただ、1.0％塩分の場合も 30 分おいてから水分をふくと塩がとれ、塩分量は少なくなります。

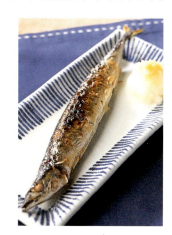

適塩・減塩レシピ

材料／1 人分

- サンマ ……………………… 1 尾（150 g）
- 塩 …………………… ミニスプーン⅓（0.8 g） ←サンマの 0.5％塩分
- おろし大根 ……………………… 10 g
- しょうゆ ……………………… 少量

作り方

① まな板にラップを敷いてサンマを置き、塩を両面にまんべんなくふる。そのまま 5 分おき、水分をふきとる。
② 予熱しておいたグリルの焼き網に、サンマを盛りつけるときに表になる側を上にしてのせ、焼き色がつくまで中火で 5〜6 分焼く。裏返し、5〜6 分同様に焼く。
③ 皿に盛り、おろし大根を添え、しょうゆを数滴垂らす。

サンマの塩焼き　ふり塩の塩分量
サンマ 1 尾 150 g（1 人分）に対して

適塩・減塩レシピ

	ふり塩 0.5％
加えた塩分量（ふり塩）	塩分 **0.8g**
塩をしておく時間	5 分 水分をふきとる
サンマについた塩分	塩分 **0.36g** 吸塩率 **45％**

塩をしておく時間によって、焼き上がりの食感が変わります

　写真左は 1.0％の塩をして 5 分、写真右は 1.0％の塩をして 30 分おいたサンマです。塩をしておく時間が短いものはふっくらとした食感に、長くおいたものは表面に水分が出て塩がとけるため身がしまった食感に焼き上がります。

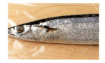

野菜によって下塩の適量と時間が異なります

大根のなます〈大根の塩もみ〉

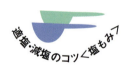

塩もみに使う塩は下味をつける目的もありますが、おもに脱水のために使います。生とは違う食感と味わいを引き出すためです。なますは下味をきちんとつける必要があるため、下塩は大根の重量に対して1.5%とし、20分おいてからもみ、絞る方法が適塩です。減塩したいときは、0.5%塩分の下塩が最低量です。

適塩レシピ

材料／1人分
- 大根 ……………………………………… 100g
- ┌ 塩 ……… ミニスプーン1¼（1.5g）←大根の1.5%塩分
- └ 水 ……………………………… 小さじ1
- あえ酢
- ┌ 酢 ……………………… 小さじ2（10g）←大根の重量の10%
- ├ 砂糖 …………………… 小さじ2（6g）←大根の重量の6%
- └ 塩 ……… ミニスプーン½弱（0.5g）←大根の0.5%塩分
- ゆずの皮のせん切り ……………………… 少量

作り方
① 大根は皮をむいて2mm厚さの斜め切りにし、さらに2mm幅の細切り（なます切り）にする。
② 【下塩】塩をして水をふって全体になじませ、20分おいて絞る。
③ 【調味】あえ酢であえてゆず皮を加え混ぜ、器に盛る。

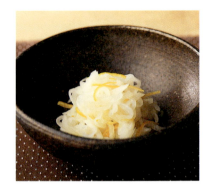

減塩レシピ

下塩の塩の量を0.5g（大根の0.5%）に減らす。

大根のなますの塩分量 大根100g（1人分）に対して	適塩レシピ	減塩レシピ
加えた塩分量（下塩）	下塩1.5%塩分 塩分 1.5g	下塩0.5%塩分 塩分 0.5g
下塩後の吸塩量	塩分 0.5g 吸塩率 33%※1	塩分 0.05g 吸塩率 10%※2
口に入った塩分量	塩分約 0.8g （下塩の塩分0.5g＋あえ酢）	塩分約 0.4g （下塩の塩分0.05g＋あえ酢）

※1 加えた塩分量（1.5g）に対する吸塩率
※2 加えた塩分量（0.5g）に対する吸塩率

[切り方や野菜の種類で変わる塩もみの吸塩量、吸塩率]

◎切り方の違いによる下塩の吸塩量と吸塩率
きゅうり100gに対して

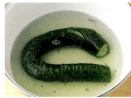

●蛇腹きゅうり
3％塩分の立て塩（塩水に浸す）
⇒ 20分浸け、
　80%（80g）に絞る
⇒ 吸塩量 1.4g

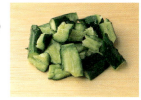

●たたききゅうり
下塩0.5％塩分（塩0.5g）
⇒ 10分おく
⇒ 吸塩量 0.3g　吸塩率 60%

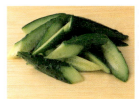

●きゅうりの乱切り
下塩0.5％塩分（塩0.5g）
⇒ 10分おく
⇒ 吸塩量 0.3g　吸塩率 60%

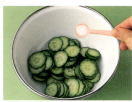

●きゅうりの小口切り
下塩1.0％塩分（塩1.0g）
⇒ 10分おいてもみ、
　80%（80g）に絞る
⇒ 吸塩量 0.4g　吸塩率 40%

◎各野菜の下塩の吸塩量と吸塩率
※各野菜100gに対して

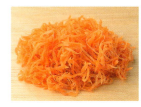

●にんじん（なます切り）
下塩1.5％塩分（塩1.5g）
⇒ 15分おいて、70gに絞る
⇒ 吸塩量 0.7g　吸塩率 47%

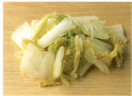

●白菜（そぎ切り）
下塩2.0％塩分（塩2.0g）
⇒ 15分おいて、80gに絞る
⇒ 吸塩量 0.6g　吸塩率 30%

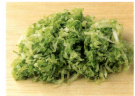

●キャベツ（せん切り）
下塩1.0％塩分（塩1.0g）
⇒ 5分おいて、90gに絞る
⇒ 吸塩量 0.5g　吸塩率 50%

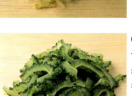

●ゴーヤー（半月の薄切り）
下塩1.0％塩分（塩1.0g）
⇒ 10分おいて、90gに絞る
⇒ 吸塩量 0.5g　吸塩率 50%

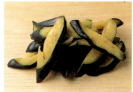

●なす（斜め薄切り）
下塩1.0％塩分（塩1.0g）
⇒ 10分おいて洗い、
　90gに絞る
⇒ 吸塩量 0.5g　吸塩率 50%

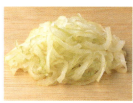

●玉ねぎ（薄切り）
下塩1.5％塩分（塩1.5g）
⇒ 5分おいて洗い、90gに絞る
⇒ 吸塩量 0.5g　吸塩率 33%

適塩、減塩料理の作り方／サラダ

じゃが芋の下ゆでの仕方で、でき上がりの塩分量が変わります

ポテトサラダ〈じゃが芋をあえる〉

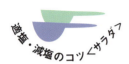
適塩・減塩のコツ〜サラダ7

じゃが芋は皮をむき、一口大に切って0.5％塩分の湯でゆでる方法が適塩でおすすめです。適度な下味がつくため、調味のさいにマヨネーズの量を減らしても味がぼけることもありません。減塩には皮つきでまるのままゆでる方法がおすすめです。

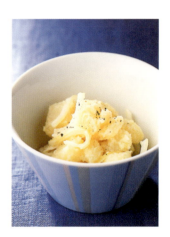

適塩レシピ

【一口大に切ってゆでる】

ゆで湯の塩分が芋に入りますが、下塩の代わりになるため、調味のマヨネーズを減らすことができ、ちょうどよい味に仕上がります。

材料／1人分
- じゃが芋 ……… 100g（皮をむいたもの）
- ゆで湯 ……… 2カップ　←じゃが芋の重量の4倍量
- 塩 ……… 小さじ⅓（2g）　←ゆで湯の0.5％塩分
- 玉ねぎ ……… 少量
- マヨネーズ ……… 大さじ1¼（15g）＜塩分0.3g＞　←じゃが芋の15％
- あらびき黒こしょう ……… 適量

作り方
① じゃが芋は皮をむき、一口大（1.5cm角）に切る。玉ねぎは繊維に直角に切って水にさらし、水けを絞る。
② 【塩ゆで】塩を加えた沸騰湯でじゃが芋を12〜15分ゆでる。ゆで湯を捨て、なべを弱火にかけ、なべを揺すりながらじゃが芋の水分をとばす。
③ 【調味】じゃが芋のあら熱がとれたら玉ねぎを加え混ぜ、マヨネーズであえる。器に盛ってこしょうをふる。

比較レシピ

【一口大に切ってゆで、マッシュする場合】

マッシュする（芋をつぶす）場合、調味のマヨネーズが15gだと味がぼけてしまいます。そのため、ゆで上がってマッシュしたあとに下塩をして味を補います。

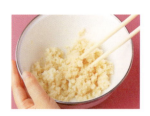

作り方
適塩レシピの作り方②で、じゃが芋の水分をとばしたらマッシュし、じゃが芋の0.3％塩分［0.3g］の下味をつけ、マヨネーズで調味する。

減塩レシピ

皮つきでまるのままゆでる

ゆで湯の塩分は芋に入りませんが、塩を加えてゆでたほうが、ほくほくとしてやわらかくゆで上がります。減塩にはよい方法です。

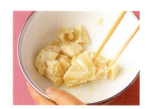

材料／1人分
- じゃが芋 ………… 110 g（皮をむいて100 g）
- ゆで湯 …………… 7½カップ　←じゃが芋の15倍量
- 塩 ………………… 小さじ1¼（7.5 g）　←ゆで湯の0.5%
- 玉ねぎ …………… 少量
- マヨネーズ ……… 大さじ1¼（15 g）＜塩分0.3g＞　←じゃが芋の15%
- あらびき黒こしょう …… 適量

作り方
① 玉ねぎは繊維に直角に切って水にさらし、水けを絞る。
② 【塩ゆで】小なべに水と塩と皮つきのじゃが芋を入れて火にかけ、30〜35分ゆでて火を通す。皮をむき、一口大（1.5cm角）に切る。
③ 【調味】じゃが芋のあら熱がとれたら玉ねぎを加え混ぜ、マヨネーズであえる。器に盛ってこしょうをふる。

ポテトサラダの塩分量
じゃが芋100 g（1人分）に対して

	適塩レシピ 一口大に切ってゆでる	比較レシピ 一口大に切ってゆで、マッシュ	減塩レシピ 皮つきでまるのままゆでる
ゆで湯に加えた塩分量	塩分 2.0g ※1	塩分 2.0g ※1	塩分 7.5g ※2
塩ゆで後の吸塩量 ＋ （下塩の塩分量） ＋ 加えたマヨネーズ15 gの塩分量	塩分 0.3g ＋ （加えない） ＋ 塩分 0.3g	塩分 0.3g ＋ 塩分 0.3g ※3 ＋ 塩分 0.3g	塩分 0g ＋ （加えない） ＋ 塩分 0.3g
（器に盛って食べる） 口に入った塩分量	塩分 0.6g	塩分 0.9g	塩分 0.3g

※1　ゆで湯400㎖（2カップ）に対して
※2　ゆで湯1500㎖（7½カップ）に対して
※3　じゃが芋をマッシュする場合は、下塩の塩分を0.3 g（芋の0.3%）加える

生野菜のサラダ

減塩にはあえるよりかけるほうがおすすめです

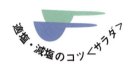
適塩・減塩のコツ＜サラダ＞

ドレッシングの種類（油の有無、粘度）によってからまりやすさが異なり、器に残る量、口に入る量に違いが出ます。傾向としては、あえるよりもかけるほうがドレッシングが少なくつくようで減塩の仕上がりですが、好みに合わせて最適な使用法を選ぶとよいでしょう。

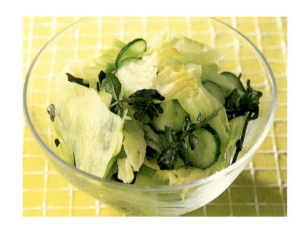

適塩・減塩レシピ

材料／1人分
- レタス（一口大にちぎる）……… 80 g
- きゅうり（3mm厚さ）……… 17 g
- クレソン（ちぎる）……… 3 g

フレンチドレッシング
＜野菜の重量の15％容量＞（塩分 0.5 g）
- 酢 ……… 小さじ1（5 g）
- 油 ……… 小さじ2（8 g）
- 塩 ……… ミニスプーン½弱（0.5 g）←酢と油の容量の3％塩分
- こしょう ……… 少量

ノンオイルドレッシング
＜野菜の重量の1％塩分＞（塩分 1.0 g）
- しょうゆ 小さじ1強（7 g）＜塩分1.0g＞ ←野菜の1％塩分
- 酢 ……… 小さじ1⅖（7 g）←しょうゆと同重量
- 砂糖 ……… ミニスプーン1（0.5 g）←野菜の重量の0.5％

サウザンアイランド（市販品）
＜野菜の重量の15％容量＞（塩分 0.3 g）
- ……… 大さじ1（15 g）

> **column**
>
> ### 調味の順番によっても仕上がりが変わります
>
> 生野菜にドレッシングの材料を1種類ずつかけながらあえる方法もあります。この場合、塩（＋酢）より油を先にかけてあえたほうが、時間が経っても脱水が少なく、パリパリ感が保てます。
>
>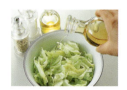

生野菜のサラダの塩分量
生野菜100g（1人分）に対して

あえる場合

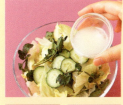

適塩レシピ

	フレンチ ドレッシング	ノンオイル ドレッシング	サウザンアイランド ドレッシング
ドレッシングの塩分量	塩分 0.5g	塩分 1.0g	塩分 0.3g
あえて器に盛って食べる	↓	↓	↓
口に入った塩分量	塩分 0.4g	塩分 0.5g	塩分 0.25g
加えたドレッシングに対する吸塩率	ドレッシングの塩分 0.5gに対して吸塩率 80%	ドレッシングの塩分 1.0gに対して吸塩率 50%	ドレッシングの塩分 0.3gに対して吸塩率 83%

かける場合

減塩レシピ

	フレンチ ドレッシング	ノンオイル ドレッシング	サウザンアイランド ドレッシング
ドレッシングの塩分量	塩分 0.5g	塩分 1.0g	塩分 0.3g
器に盛ってかけて食べる	↓	↓	↓
口に入った塩分量	塩分 0.3g	塩分 0.4g	塩分 0.3g
加えたドレッシングに対する吸塩率	ドレッシングの塩分 0.5gに対して吸塩率 60%	ドレッシングの塩分 1.0gに対して吸塩率 40%	ドレッシングの塩分 0.3gに対して吸塩率 100%

> 減塩アイディア ⑤

汁物の塩分を減らすくふう

味の濃さはそのまま、汁の量を減らす

◎笹がきごぼうとえのきのみそ汁

具は少量の汁でも火が通りやすいように小さく切ります。煮ている間に汁の量が減ってちょうどよい味になります。

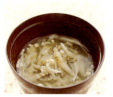

材料（2人分）
笹がきごぼう……50 g
えのきたけ（細かく刻む）……40 g
だし……1½カップ
淡色辛みそ……小さじ2

みそ以外の材料をなべに入れて火にかけ、ごぼうがやわらかくなるまで煮て、みそをとき入れる。

1人分　塩分 **0.9g**　35kcal

◎キャベツとわかめの吸い物

加熱してかさが減った具をわんに入れ、あとから汁を張ります。

材料（2人分）
キャベツ（ざく切り）……50 g
カットわかめ（もどす）……2 g
a ┌ だし……1¼カップ
　├ 塩……ミニスプーン1
　└ うす口しょうゆ……小さじ½

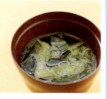

① キャベツは電子レンジ（600W）で1分弱加熱し、わかめとともにわんに入れる。
② a を温め、①のわんに張る。

1人分　塩分 **0.9g**　10kcal

汁の量はそのままに、こくを加えてうす味に

◎ほうれん草と油揚げの豆乳みそ汁

豆乳のこくをじょうずに利用。みそとの相性も抜群です。

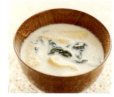

材料（2人分）
ほうれん草……40 g
油揚げ……½枚
豆乳……¾カップ
だし……1カップ
淡色辛みそ……小さじ2

① ほうれん草はゆでて水にとり、水けを絞って3cm長さに切る。油揚げは油抜きして短冊切りにする。
② なべにだしを煮立たせ、①を加えてみそをとき入れる。豆乳を加え、煮立つ直前に火を消す。

1人分　塩分 **0.8g**　77kcal

◎ベーコンと里芋とコーンのみそ汁

ベーコンのうま味と塩け、コーンの甘味を生かします。

材料（2人分）
ベーコンの薄切り（1cm幅に切る）
　……1枚（15 g）
里芋（いちょう切り）……1個分
ホールコーン（缶詰め）……大さじ2
だし……2カップ
淡色辛みそ……大さじ½

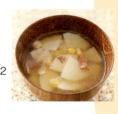

① なべにベーコンを入れて火にかけ、脂が出てきたら里芋、コーンを入れていためる。
② だしを加えて里芋が柔らかくなるまで煮て、みそをとき入れる。

1人分　塩分 **1.0g**　74kcal

※データ作成・調理：牧野直子

減塩のコツ早わかり　掲載データ一覧

調味料の塩分「使う量食べる量」

★塩 …………………………… 14
  さらさらした塩 ……………… 14
  しっとりした塩 ……………… 14
  精製塩 ………………………… 15
  岩塩 …………………………… 15
  低ナトリウム塩 ……………… 15
  ごま塩 ………………………… 15
  味付塩こしょう ……………… 15
★しょうゆ …………………… 16
  濃い口しょうゆ ……………… 16
  うす口しょうゆ ……………… 16
  再仕込みしょうゆ …………… 16
  白しょうゆ …………………… 16
  たまりしょうゆ ……………… 17
  減塩しょうゆ ………………… 17
  濃い口しょうゆ 小皿入り … 17
  だしわりしょうゆ …………… 17
  マグロの刺し身 ……………… 18
  タイの刺し身 ………………… 18
  イカの刺し身 ………………… 18
  マグロのにぎり ……………… 19
  タイのにぎり ………………… 19
  イカのにぎり ………………… 19
  ゆでエビのにぎり …………… 19
  マグロのにぎり
  （すし飯側につける）………… 19
  巻き物 ………………………… 19
  シューマイ …………………… 20
  ギョウザ ……………………… 20
  もめん豆腐（薬味あり）…… 21
  もめん豆腐（薬味なし）…… 21

★みそ ………………………… 22
  米みそ・淡色辛みそ ………… 22
  米みそ・赤色辛みそ ………… 22
  米みそ・甘みそ ……………… 22
  豆みそ ………………………… 22
  麦みそ ………………………… 23
  だし入りみそ ………………… 23
  塩分20％カット減塩みそ …… 23
  田楽みそ ……………………… 23
  酢みそ ………………………… 23
★ソース ……………………… 24
  ウスターソース ……………… 24
  中濃ソース …………………… 24
  豚カツ（濃厚）ソース ……… 24
  減塩中濃ソース ……………… 24
  お好み焼きソース …………… 25
  焼きそばソース ……………… 25
  豚カツ ………………………… 25
  せん切りキャベツ …………… 25
★トマト加工調味料 ………… 26
  トマトケチャップ …………… 26
  トマトソース ………………… 26
  トマトペースト ……………… 26
  チリソース …………………… 26
  フランクフルト ……………… 27
  アメリカンドッグ …………… 27
  ポテトフライ ………………… 27
  オムレツ ……………………… 27
★焼き肉のたれ ……………… 28
  焼き肉のたれ（甘口）……… 28
  焼き肉のたれ（辛口）……… 28
  牛タン（塩だれ）…………… 28
  牛ロース ……………………… 29
  カルビ ………………………… 29
  ホルモン ……………………… 29

  豚ロース ……………………… 29
  玉ねぎ ………………………… 30
  かぼちゃ ……………………… 30
  なす …………………………… 30
  ピーマン ……………………… 30
★めんつゆ …………………… 31
  めんつゆ　ストレート ……… 31
  めんつゆ　２倍濃縮 ………… 31
  めんつゆ　３倍濃縮 ………… 31

【調味料の塩分カタログ】
★マヨネーズ・ドレッシング・油
　………………………………… 32
  マヨネーズ・卵黄型 ………… 32
  タルタルソース ……………… 32
  フレンチドレッシング・乳化型
　………………………………… 32
  サウザンアイランド
    ドレッシング …………… 32
  ごまドレッシング …………… 32
  和風しょうゆごまドレッシング
　………………………………… 32
  中華風ドレッシング ………… 32
  和風ごまノンオイル
    ドレッシング …………… 32
  調合油 ………………………… 32
  バター・有塩 ………………… 32
  バター・食塩不使用 ………… 32
  マーガリン …………………… 32
★中国・韓国・エスニック調味料
　………………………………… 33
  XO醤 ………………………… 33
  オイスターソース …………… 33
  コチュ醤 ……………………… 33
  沙茶醤 ………………………… 33

芝麻醤 …………………………33	**加工品と乾物、塩蔵品の塩分量**	焼きちくわ ……………………40
甜麺醤 …………………………33		カニ風味かまぼこ ……………40
ナンプラー ……………………33		かまぼこ ………………………40
ヌクマム ………………………33	【加工品の塩分カタログ】	笹かまぼこ ……………………40
花椒塩 …………………………33	★魚加工品（干物、薫製酢漬け）38	チーズ入りかまぼこ …………40
豆板醤 …………………………33	マアジ・開き干し ……………38	★魚加工品（魚卵、塩辛）……41
豆豉 ……………………………33	アジ・みりん干し ……………38	タラコ …………………………41
ラー油 …………………………33	塩ザケ・甘塩 …………………38	明太子 …………………………41
★スパイス・たれ ……………34	スモークサーモン ……………38	イクラ …………………………41
おろししょうが（チューブ入り）34	マイワシ・丸干し ……………38	スジコ …………………………41
おろしにんにく（チューブ入り）34	シラス干し ……………………38	キャビア ………………………41
おろしわさび（チューブ入り）34	ちりめんじゃこ ………………38	トビウオ卵 ……………………41
西洋からし（チューブ入り）34	サバ・塩サバ …………………38	練りウニ ………………………41
和からし（チューブ入り）…34	サンマ・開き干し ……………38	イカ・塩辛 ……………………41
粒マスタード …………………34	シシャモ・生干し ……………38	アミ・塩辛 ……………………41
カレー粉 ………………………34	ホッケ・開き干し ……………38	カツオ・塩辛（酒盗）………41
ポン酢しょうゆ ………………34	しめサバ ………………………38	このわた（ナマコの内臓）…41
すし酢 …………………………34	★魚加工品（缶詰め）………39	ホヤ・塩辛 ……………………41
すき焼きのたれ ………………34	ツナ・油漬け …………………39	★魚加工品（つくだ煮）……42
うなぎのたれ …………………34	ツナ・水煮 ……………………39	アサリ・つくだ煮 ……………42
ごましゃぶのたれ ……………34	カツオ・油漬け ………………39	アミ・つくだ煮 ………………42
★だし・ブイヨン・ルウほか 35	サケ（カラフトマス）・水煮 39	イカナゴ（コウナゴ）・つくだ煮 42
顆粒カツオだし ………………35	マグロ・フレーク味つけ …39	カツオ・角煮 …………………42
顆粒こんぶだし ………………35	イワシ・アンチョビー ………39	カツオ削り節・つくだ煮 ……42
顆粒いりこだし ………………35	イワシ・オイルサーディン 39	川エビ・つくだ煮 ……………42
固形ブイヨン …………………35	サバ・水煮 ……………………39	サケ・フレーク ………………42
中国風ブイヨン（半練りタイプ）	サンマ・かば焼き ……………39	タラ・でんぶ …………………42
…………………………………35	アサリ・水煮 …………………39	ハゼ・つくだ煮 ………………42
中国風ブイヨン（顆粒タイプ）	タラバガニ・水煮 ……………39	こんぶ・つくだ煮 ……………42
…………………………………35	ホタテ貝・水煮 ………………39	塩こんぶ ………………………42
顆粒鶏がらだし ………………35	★魚加工品（練り製品）……40	のり・つくだ煮 ………………42
塩こうじ ………………………35	イワシ・つみれ ………………40	★魚加工品（珍味）…………43
カレールウ ……………………35	さつま揚げ・小判 ……………40	イカ・薫製 ……………………43
ハヤシライスルウ ……………35	ごぼう巻き ……………………40	イカ天 …………………………43
ドミグラスソース ……………35	すじ ……………………………40	切りイカ・乾燥 ………………43
ホワイトソース ………………35	伊達巻 …………………………40	さきイカ ………………………43
	鳴門巻き ………………………40	サケ・薫製 ……………………43
	はんぺん ………………………40	酢イカ …………………………43

するめ …… 43	カマンベールチーズ …… 46	★穀類（ごはん、めん）…… 49
チーズ入りタラ …… 43	パルメザンチーズ・粉 …… 46	五目ちらしずし …… 49
ホタテ貝柱・味つき …… 43	モッツァレラチーズ …… 46	栗おこわ …… 49
マグロ・味つき …… 43	ナチュラルチーズ・	おにぎり・こんぶ …… 49
焼きカワハギ …… 43	クッキング用 …… 46	おにぎり・とり五目 …… 49
塩干しタラ …… 43	スティックチーズ …… 46	うどん・ゆで …… 49
★肉加工品（ハム、ベーコンなど）	スライスチーズ …… 46	そば・ゆで …… 49
…… 44	チーズスプレッド …… 46	そうめん・ゆで …… 49
ロースハム・薄切り …… 44	6Pチーズ …… 46	スパゲティ・ゆで …… 49
ショルダーハム …… 44	スモークチーズ …… 46	マカロニ・ゆで …… 49
ボンレスハム・薄切り …… 44	★漬け物（梅干し、塩漬けなど）	揚げ中華めん …… 49
生ハム・促成 …… 44	…… 47	中華めん・ゆで …… 49
生ハム・長期熟成 …… 44	梅干し …… 47	蒸し中華めん …… 49
ベーコン・薄切り …… 44	梅干し・調味漬け …… 47	★穀類（食事パン、シリアル）…… 50
ベーコン・ブロック …… 44	梅肉 …… 47	食パン・6枚切り …… 50
焼き豚・薄切り …… 44	赤じそ・塩漬け …… 47	食パン・ぶどうパン …… 50
ローストビーフ …… 44	塩漬け・かぶ（皮つき） …… 47	食パン・ライ麦パン …… 50
スモークタン …… 44	塩漬け・キャベツ …… 47	イングリッシュマフィン …… 50
スモークレバー …… 44	塩漬け・白菜 …… 47	クロワッサン …… 50
鴨スモーク …… 44	ぬかみそ漬け・きゅうり …… 47	フランスパン …… 50
★肉加工品	ぬかみそ漬け・大根 …… 47	ベーグル …… 50
（ソーセージ、缶詰めなど）…… 45	ぬかみそ漬け・なす …… 47	ロールパン …… 50
ウインナソーセージ …… 45	ぬかみそ漬け・にんじん …… 47	コーンフレーク …… 50
ホットドッグ用ソーセージ …… 45	らっきょう・甘酢漬け …… 47	オールブラン …… 50
フランクフルトソーセージ …… 45	★漬け物（柴漬け、キムチなど）	玄米フレーク …… 50
サラミソーセージ …… 45	…… 48	コーンフロスト …… 50
生ソーセージ …… 45	からし漬け・なす …… 48	★穀類（総菜パン、菓子パン）…… 51
ボロニアソーセージ …… 45	柴漬け・なす …… 48	カレーパン …… 51
レバーソーセージ …… 45	たくあん漬け …… 48	くるみカマンベールパン …… 51
ビーフジャーキー …… 45	奈良漬け …… 48	コーンマヨネーズパン …… 51
牛肉大和煮缶詰め …… 45	べったら漬け …… 48	ツナロールパン …… 51
コンビーフ …… 45	キムチ・大根 …… 48	ベーコンエピ …… 51
レバーペースト …… 45	キムチ・白菜 …… 48	焼きそばロール …… 51
焼きとり缶詰め …… 45	野沢菜・塩漬け …… 48	あんパン …… 51
★卵加工品・乳製品 …… 46	福神漬け …… 48	クリームパン …… 51
卵豆腐 …… 46	メンマ・味つけ …… 48	チョココロネ …… 51
ピータン …… 46	わさび漬け …… 48	デニッシュペストリー …… 51
カテージチーズ …… 46	しょうが・甘酢漬け …… 48	肉まん …… 51

メロンパン …………………51
★菓子（スナック菓子、せんべい）
　　　　…………………………52
　クラッカー（ソーダ）………52
　ポップコーン …………………52
　ポテトスナック ………………52
　ポテトチップス（成型）……52
　ポテトチップス・塩味………52
　柿の種ピーナッツ入り ………52
　かた焼きせんべい・ざらめ 52
　かた焼きせんべい・ごま……52
　かた焼きせんべい・しょうゆ
　　　　…………………………52
　歌舞伎揚げ ……………………52
　サラダせんべい ………………52
　豆入りかきもち ………………52
★菓子（和菓子、洋菓子）……53
　今川焼き・あん ………………53
　きんつば ………………………53
　串団子・しょうゆ ……………53
　栗蒸しようかん ………………53
　どら焼き ………………………53
　豆大福 …………………………53
　アップルパイ …………………53
　シフォンケーキ ………………53
　シュークリーム ………………53
　ミルフィーユ …………………53
　焼きチーズケーキ ……………53
　レアチーズケーキ ……………53
★菓子（ナッツ）………………54
　アーモンド（フライ、味つけ）
　　　　…………………………54
　カシューナッツ（フライ、味つけ）
　　　　…………………………54
　かぼちゃ（いり、味つけ）…54
　小魚アーモンド ………………54
　塩豆（塩えんどう）…………54
　バターピーナッツ ……………54

　ピスタチオ（いり、味つけ）54
　マカダミアナッツ（いり味つけ）
　　　　…………………………54
　まつ（いり）…………………54
　ミックスナッツ ………………54
　落花生（殻つき）……………54
　落花生（殻なし）……………54

【乾物、塩蔵品】
　こんぶ …………………………56
　ひじき …………………………57
　カットわかめ …………………57
　切り干し大根 …………………57
　麩 ………………………………58
　凍り豆腐 ………………………58
　干しエビ ………………………58
　ザーサイ ………………………59
　高菜漬け ………………………59
　数の子 …………………………60
　糸わかめ ………………………60
　湯通し塩蔵わかめ ……………60
　干しうどん ……………………60
　手延べそうめん ………………60

塩分量を減らす食べ方
〈家庭料理編〉

★つゆにつけて食べる（天ぷら）
　　　　…………………………62
　エビ ……………………………62
　玉ねぎ …………………………62
　なす ……………………………62
　さつま芋 ………………………62
　かき揚げ ………………………62
★つゆにつけて食べる（つけめん）
　　　　…………………………63

　そうめん ………………………63
　そば ……………………………63
　うどん …………………………63
★汁めんを食べる（そば、うどん）
　　　　…………………………64
　きつねそば ……………………64
　きつねうどん …………………64
★汁めんを食べる
　（ラーメン、冷やし中華）…65
　しょうゆラーメン ……………65
　冷やし中華 ……………………65
★いため物を食べる（中国料理）
　　　　…………………………66
　麻婆豆腐 ………………………66
　牛肉と野菜のオイスターソース
　　いため ………………………67
　エビチリソース ………………67
★あんかけを食べる（中国料理）
　　　　…………………………68
　あんかけ焼きそば ……………68
★とり分けて食べる（中国料理）
　　　　…………………………69
　カニ玉 …………………………69

塩分量を減らす食べ方
〈外食編〉

★和食店で食べる ………………72
　鶏肉のから揚げ定食 …………72
　天ぷら定食 ……………………73
　豚肉のしょうが焼き定食 ……74
　カレイの煮つけ定食 …………75
　鶏肉の照り焼き定食 …………76
　牛丼セット ……………………77
　カツ丼セット …………………77
★洋食店で食べる ………………78

122

ハンバーグセット ……… 78	舌ビラメのムニエル	**適塩、減塩の**
ミックスフライセット …… 79	バターソース ……… 93	**おいしい料理の作り方**
ポークソテーセット …… 80	ローストチキン ……… 93	
ビーフシチューセット …… 81	フライドチキン ……… 93	★煮物 ……………… 100
スパゲティミートソース … 82	ハンバーグ ……… 93	里芋の白煮 ……… 100
チキンマカロニグラタンセット	サンドイッチ ……… 94	かぼちゃの煮物 …… 102
……… 83	ガーリックトースト …… 94	肉じゃが ……… 103
カレーライス ……… 83	ピザマルゲリータ …… 94	いりどり ……… 104
★中国料理店で食べる …… 84	グラタン ……… 94	豚肉の角煮 ……… 105
麻婆豆腐定食 ……… 84	スパゲティジェノバソース 94	竹の子の煮物 ……… 106
チャーハン・ギョーザ定食 85	ラザニア ……… 94	ひじきの煮物 ……… 107
エビチリ定食 ……… 86	ペンネトマトソース …… 94	切り干し大根の煮物 … 107
五目めん ……… 87	フルーツポンチ ……… 95	★煮魚 ……………… 108
中華丼 ……… 87	アイスクリーム（高脂肪） 95	サバのみそ煮 ……… 108
★コンビニ弁当を食べる … 88	チョコレートケーキ …… 95	アジの煮つけ ……… 109
幕の内弁当 ……… 88	プリン ……… 95	★焼き魚 …………… 110
助六ずし ……… 89	ショートケーキ ……… 95	アジの塩焼き ……… 110
焼きそば ……… 89	シュークリーム ……… 95	サンマの塩焼き …… 111
牛カルビ弁当 ……… 89	チーズケーキ ……… 95	★塩もみ …………… 112
割り子そば ……… 89	★居酒屋メニュー ……… 96	大根のなます ……… 112
ハンバーグ弁当 ……… 89	焼きとり　ももねぎま … 96	★サラダ …………… 114
のり弁当 ……… 89	焼きとり　もも ……… 96	ポテトサラダ ……… 114
★ファストフードを食べる … 90	焼きとり　レバー …… 96	生野菜のサラダ …… 116
フライドチキンセット … 90	焼きとり　つくね …… 96	
チーズバーガーセット … 91	冷ややっこ ……… 96	
照り焼きバーガーセット 91	枝豆 ……… 96	
	ポテトフライ ……… 96	
【外食メニューの塩分カタログ】	鶏のから揚げ ……… 96	
★ビュッフェメニュー …… 92	もずく酢 ……… 96	
チーズ２種 ……… 92	刺し身盛り合わせ …… 97	
スモークサーモン …… 92	大根サラダ ……… 97	
コーンスープ ……… 92	イカの塩辛 ……… 97	
ミネストローネ ……… 92	揚げ出し豆腐 ……… 97	
生ハム（プロシュート） … 92	焼きギョウザ ……… 97	
魚介類のテリーヌ …… 93	ぬか漬けの盛り合わせ 97	
ローストビーフ ……… 93	もつ煮 ……… 97	
若鶏のクリームシチューパイ 93	ホッケの開き干し …… 97	

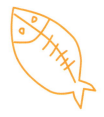

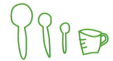

FOOD&COOKING DATA
減塩のコツ早わかり

データ作成・指導●牧野直子（管理栄養士、料理研究家）
　　　　　　　　松田康子（女子栄養大学調理学研究室教授）
撮影●相木　博　川上隆二　川田雅章　木村　拓　国井美奈子　柴田好利　南雲保夫　堀口隆志
ブックデザイン・イラスト●柳本あかね
校正●くすのき舎

2015年5月25日　初版第1刷発行
2024年3月1日　初版第7刷発行

女子栄養大学出版部編

発行者●香川明夫
発行所●女子栄養大学出版部
〒170-8481　東京都豊島区駒込3-24-3
電話●03-3918-5411（販売）
　　　03-3918-5301（編集）
ホームページ●https://eiyo21.com
振替●00160-3-84647
印刷・製本所●大日本印刷株式会社
乱丁本・落丁本はお取り替えいたします。

ISBN978-4-7895-0217-7
Ⓒ Kagawa Education Institute of Nutrition 2015, Printed in Japan

本書の内容の無断転載、複写を禁じます。
また、本書を代行業者等の第三者に依頼して電子複製を行うことは一切認められておりません。
栄養データなどの転載（ソフトウエア等への利用を含む）は、事前に当出版部の許諾が必要です。

●許諾についての連絡先
女子栄養大学出版部　電話03-3918-5301（代）